DE PNEUZINHO A TANQUINHO

C.W. RANDOLPH
GENIE JAMES

DE PNEUZINHO A TANQUINHO

Tradução
Patrícia Azeredo

CIP-BRASIL. CATALOGAÇÃO-NA-FONTE
SINDICATO NACIONAL DOS EDITORES DE LIVROS, RJ.

R153d
Randolph, C. W.
 De pneuzinho a tanquinho: como os hormônios somam centímetros à sua cintura / C. W. Randolph e Genie James; tradução: Patrícia Azeredo. — Rio de Janeiro: Best*Seller*, 2011.

Tradução de: From belly fat to belly flat
Apêndices
Inclui bibliografia e índice
ISBN 978-85-7684-350-4

1. Emagrecimento - Aspectos endócrinos. 2. Estrogênio — Efeitos fisiológicos. I. James, Genie. II. Título.

10-4807.
CDD: 613.25
CDU: 613.24

Texto revisado segundo o novo Acordo Ortográfico da Língua Portuguesa.

Título original norte-americano
FROM BELLY FAT TO BELLY FLAT
Copyright © 2005 by C.W. Randolph, M.D. and Genie JAmes
Copyright da tradução © 2011 by Editora Best Seller Ltda.

Publicado mediante acordo com Health Communications, Inc., Deerfield, Beach, FL, 33442, USA.

Capa: Igor Campos
Editoração eletrônica: FA Editoração

Todos os direitos reservados. Proibida a reprodução,
no todo ou em parte, sem autorização prévia por escrito da editora, sejam quais forem os meios empregados.

Direitos exclusivos de publicação em língua portuguesa para o Brasil
adquiridos pela
EDITORA BEST SELLER LTDA.
Rua Argentina, 171, parte, São Cristóvão
Rio de Janeiro, RJ — 20921-380
que se reserva a propriedade literária desta tradução

Impresso no Brasil

ISBN 978-85-7684-350-4

Seja um leitor preferencial Record.
Cadastre-se e receba informações sobre nossos lançamentos
e nossas promoções.

Atendimento e venda direta ao leitor
mdireto@record.com.br ou (21) 2585-2002

*Para o Dr. John R. Lee, meu amigo, mentor
e pioneiro corajoso da medicina.
E para minha mãe, Smiles Randolph,
que sempre teve fé incondicional em mim,
em minhas habilidades e em meus sonhos*
C.W.R.

Sumário

Agradecimentos 11
Introdução: A relação entre o estrogênio e o pneuzinho 15

**Parte 1: De onde veio o pneuzinho e por que ele
não vai embora** 19

  **1. Dominância estrogênica:
    a epidemia oculta de ganho de peso** 21
    Estrogênio e progesterona: equilíbrio que exige cuidado ... 23
    O que é dominância estrogênica? 24
    O risco duplo do ganho de peso – como seu corpo
      torna-se um "ímã de gordura" 25

  2. Você tem dominância estrogênica? 29
    Autoavaliação para dominância estrogênica 30
    Por que os sintomas são em geral mal diagnosticados? 36
    Os riscos da dominância estrogênica para a saúde
      a longo prazo 38

**Parte 2: O plano de três fases para equilibrar
os *hormônios* e acabar com a barriguinha** 41

  **3. Fase 1: Comer alimentos que equilibrem
    os hormônios** 43

A lista não negociável: alimentos que reduzem a
dominância estrogênica 43
Outros alimentos para acrescentar à dieta diária 48
Zona de perigo: alimentos e bebidas que aumentam
os níveis de estrogênio 56
Um mês de planejamento alimentar para equilibrar
os hormônios 59

4. Fase 2: Usar progesterona — a forma mais simples de chegar ao tanquinho 91

Como aumentar o baixo nível de progesterona
com segurança e eficácia 91
O que toda mulher precisa saber: o perigo
dos hormônios sintéticos 92
Vendendo uma mentira perigosa 94
Como a progesterona bioidêntica ativa a perda
de peso em nível celular 95
Os benefícios da progesterona bioidêntica para a saúde 96
Formas de administração da progesterona bioidêntica 100
Como usar a progesterona no plano 101
O que procurar em um creme de progesterona 102

5. Fase 3: Tomar os suplementos certos para ajudar em vez de sabotar o equilíbrio hormonal 105

Cálcio D-glucarato 105
Diindolilmetano (DIM) 106
Vitaminas do complexo B 106
Vitamina E 107
Combinação de cálcio e magnésio 108

7- ceto-desidroepiandrosterona (DHEA) 109
Quitosana 110

Parte 3. Manter o *tanquinho* para toda a vida 113

6. Manter o peso no mundo real 115
Estresse e hormônios 117
Distúrbios do sono e os hormônios 124
Inatividade física e hormônios 126
Dando uma força às glândulas suprarrenais 127

7. A regra do 80-20 129
Um tamanho não serve para todos 130
Quando é preciso consultar um médico 131
Quando é preciso ir a uma farmácia de manipulação 132

8. Coleção de receitas "tanquinho para toda a vida" 135
Pratos principais 136
Pratos com vegetais 166
Saladas, molhos para saladas e lanches 186

Apêndice A: registro de progresso e diário alimentar 205
Apêndice B: como reduzir o estrogênio em seu ambiente 211
Apêndice C: fontes de pesquisa 213
Referências 223
Índice remissivo 235

Agradecimentos

Este livro não teria se tornado realidade sem a contribuição, o talento e o apoio de muitos indivíduos, incluindo minha coautora, Genie James. Antes de agradecer a cada um, contudo, quero agradecer a Deus por me dar inspiração e coragem para me tornar tanto um médico quanto um agente de cura. Sou humildemente ciente de que é um privilégio servir como instrumento de nosso Criador. Também quero agradecer a minha mãe, Smiles Randolph, por sempre acreditar em mim e por me estimular a dizer a verdade.

Eu não seria atualmente considerado um especialista e pioneiro no reino da reposição com hormônios bioidênticos se não fosse pelo meu amigo e mentor, o falecido Dr. John R. Lee, autor de *What Your Doctor May Not Tell You About Perimenopause*, *What Your Doctor May Not Tell You About Menopause* e *What Your Doctor May Not Tell You About Breast Cancer*. O Dr. Lee deixou marcas indeléveis em meu coração e em meu trabalho.

Nas áreas médica e cientifica, eu gostaria de agradecer ao Dr. Joel Hargrove pela disposição em se opor às indústrias farmacêuticas por meio de sua tenacidade para realizar pesquisas médicas inovadoras no campo da reposição com hormônios bioidênticos; à dra. Christiane Nothrup por sua voz inconfundível e trabalhos publicados, que foram os primeiros a apresentar o termo *bioidêntico* ao vocabulário leigo; à Dra. Érika Schwartz pela força e coragem como porta-voz de nossa causa; à Dra. Helene Leonetti pelas pesquisas comprovando os benefícios clínicos da reposição com progesterona bioidêntica; à Dra. Joann E. Manson pelo trabalho em medicina preventiva e reposição hormonal; à Dra. Kenna Stephenson pela pesquisa examinando como a reposição com hormônios bioidênticos tem influência positiva na saúde cardiovascular e no processo de envelhecimento da mulher; ao Dr. James L. Wilson, médico naturopata, pelo trabalho iluminado sobre os hormônios das suprarrenais; e a David Zava, Ph.D., pela pesquisa ousada associando o câncer de mama à reposição hormonal sintética.

Também quero agradecer a Virginia Hopkins por seu papel crucial no trabalho com o Dr. Lee na coautoria dos três livros mencionados anteriormente, os quais definiram o cenário para a atual revolução e apoiaram o uso de terapias com hormônios bioidênticos. Desde a morte do Dr. Lee, a Sra. Hopkins continua sua missão de ensinar o público em relação à segurança e eficácia dos hormônios bioidênticos por meio de um site e de um boletim na internet.

Créditos especiais vão para Colleen Reilly, diretora executiva do Women in Balance, pelos esforços a fim de educar o público sobre as pesquisas disponíveis e pela disposição em abordar a confusão feita pelos fornecedores de serviços de saúde quanto às terapias hormonais — especialmente desde que o National Institutes of Health interrompeu, em julho de 2002, o estudo Women's Health Initiative (WHI) sobre a terapia de reposição com hormônios sintéticos em mulheres na pós-menopausa.

Pelos mesmos motivos, aplaudo a liderança das equipes no Professional Compounding Center of America (PCCA) e na International Association of Compounding Pharmacies (IACP) pela energia na luta estilo "dinheiro e poder" entre os lobistas da indústria farmacêutica e membros do Congresso dos Estados Unidos. Fico empolgado com os passos largos dados por essas duas organizações, junto a Jim Paoletti (agora trabalhando com os Laboratórios ZRT), no sentido de educar a comunidade médica quanto à segurança e eficácia da reposição com hormônios bioidênticos.

Tenho uma verdadeira gratidão por Nanette Noffsinger, nossa consultora de mídia e relações-públicas. Ela nos representa com paixão e integridade inspiradoras. O fato de ela conseguir me convencer a me maquiar antes de aparecer diante das câmeras é uma prova de sua vasta gama de habilidades!

Também merece agradecimentos Susan Shee, nossa coordenadora de marketing e responsável pela ligação com o paciente para o Natural Hormone Institute of America. Por mais de um ano, ela realizou pacientemente o trabalho diário, permitindo que a Sra. James se concentrasse neste projeto. Outras pessoas a quem gostaria de agradecer incluem John Kaszuba pelos talentos avançadíssimos para marketing e pela ajuda com nosso site e boletim, bem como Mikel Taft e Jessica Vance, pelo auxílio na digitação, formatação e por levarem os cachorros para passear quando necessário. Também quero agradecer às enfermeiras Patti Landry, Anna Stauch e Nicole Avens. Patti representa com graça e firmeza o melhor da medicina que une a mente, o corpo e o espírito; Anna une inteligência extrema e intuição afiada ao cuidar dos pacientes. Embora Nicole não esteja mais atuando, mantenho grande admiração por suas habilidades como praticante da medicina integrativa, particularmente na área de reposição com hormônios bioidênticos. Toda a equipe do meu consultório é incrível, suas habilidades e seu comprometimento fazem com que sejamos capazes de atender a uma vasta gama de pacientes.

Por fim, minha gratidão mais profunda vai para as minhas pacientes. Suas histórias de sucesso na perda de peso criaram a estrutura para este livro.

Foi um privilégio escrever esta obra. Como médico e agente de cura, sempre fui grato por servir a uma pessoa por vez, mas os horários e a logística limitam o número de pacientes às quais posso atender ou ajudar. Felizmente, este livro cumpre a missão de atingir um público mais amplo.

Dr. C. W. Randolph

Estou em dívida com Pat Holdsworth, que mostrou ter generosidade e tenacidade pessoal que caracterizam, em última instância, toda a nossa equipe de publicação na Health Communications. Expresso meus agradecimentos mais especiais a Allison Janse e Michele Matrisciani por acreditarem no mérito deste projeto e compartilharem sabedoria editorial e entusiasmo em disseminar a verdade.

Minha apreciação sincera também vai para Michelle Howry, atual editora sênior da Touchstone Fireside: suas contribuições mudaram o tom deste livro, deixando-o mais acessível ao leitor. Também agradeço a Laura Yorke, da Agência Carol Mann, por suas contribuições iniciais, por bater muita perna e pela disposição em nos apresentar a um novo reino editorial.

Genie James

Introdução: A relação entre o estrogênio e o pneuzinho

Se você é uma mulher com mais de 30 anos ou um homem acima dos 40 que ganhou peso indesejado ao redor da cintura e na barriga, este livro é para você. Espero compartilhar informações que eliminarão a culpa e os sentimentos de resignação quanto a seu peso, e também oferecer uma solução. Minha premissa, comprovada pela medicina, é a seguinte: esses quilinhos extras que surgiram sorrateiramente e se cristalizaram na região intermediária do corpo têm pouco a ver com a incapacidade de se alimentar adequadamente, limitar carboidratos ou fazer abdominais; eles têm a ver com uma mudança na produção de hormônios. Na verdade, o pneuzinho geralmente é o sinal visível de um tipo específico de desequilíbrio hormonal conhecido como dominância estrogênica.

Enquanto a dominância estrogênica não for reconhecida e tratada, será praticamente impossível perder a gordura abdominal, não importa o que você faça ou o quanto você tente.

> **Aviso aos Leitores:** Embora este livro tenha sido um trabalho de equipe, ele foi escrito a partir da perspectiva do Dr. Randolph, visto que ele já tratou milhares de pacientes. Por meio de sua experiência prática como médico, ele descobriu a relação entre o estrogênio e a gordura abdominal, o temido pneuzinho.

Felizmente, a dominância estrogênica pode ser eliminada praticamente sem esforços e, uma vez que o equilíbrio hormonal seja restaurado, os quilos associados à cintura começarão a derreter sem precisar contar calorias ou privar-se de certos alimentos.

Como eu sei disso? Concentrei o trabalho da minha vida inteira como médico em maneiras de restabelecer o equilíbrio hormonal adequado de forma segura e eficaz, principalmente em mulheres. Eu me formei pela Escola de Farmácia da Universidade de Auburn em 1971 e trabalhei como farmacêutico de manipulação licenciado antes de voltar à faculdade para me tornar médico. Recebi o diploma de Medicina na Escola de Medicina da Universidade do Estado de Louisiana em 1982 e a certificação em ginecologia e obstetrícia em 1986.

Nos últimos 10 anos, minha experiência profissional se expandiu e passou a se concentrar na medicina natural ou integrativa. Em 2000, frequentei um programa de educação médica continuada na Escola de Medicina da Universidade de Columbia, onde participei de um treinamento intenso com o Dr. Andrew Weil. Em 2005, tornei-me diplomata do American Board of Holistic Medicine [Conselho Norte-Americano de Medicina Holística]. Após mais de duas décadas de prática clínica, modestamente, vejo-me reconhecido em âmbito internacional como pioneiro no campo das terapias de reposição com hormônios bioidênticos (TRHB). *Bioidêntico* se refere a moléculas de hormônios derivados de plantas que são idênticos aos hormônios naturalmente produzidos pelo corpo humano.

A cura para a síndrome da "barriga inchada"

Mulheres buscaram minha ajuda como médico por anos a fio porque sabiam que algo estava errado. Chegavam a meu consultório sofrendo de sintomas como calores, suores noturnos, sangramentos irregulares, inchaço, perda de memória, baixa libido e alterações de humor. Em quase todos os casos, essas mulheres também apresentavam outro efeito colateral indesejado: ganho de peso abdominal. Elas usavam todo tipo de termos para descrever o peso extra: "pança", "barriga inchada", "pochete" ou até "o novo continente que surgiu em meus quadris." Alguns homens também perceberam que algo estava acontecendo com seus hormônios e buscaram ajuda. Em geral, os principais sintomas nos pacientes do sexo masculino eram perda do desejo sexual, fadiga e depressão. O fato de esses homens quase sempre terem uns pneuzinhos era apenas parte do pacote.

Durante o exame físico nos pacientes, eu quase sempre escrevia "Aumento na circunferência abdominal" na ficha médica. Depois, sem prestar muita atenção ao peso, tratava do que considerava uma preocupação mais urgente: como a saúde deles era sabotada pela mudança na produção de hormônios, gerando uma condição adjacente de dominância estrogênica. Nessa época, eu não estava ciente da relação entre os níveis hormonais e o tamanho da cintura das pessoas.

Com base em minha formação em farmacologia e no treinamento médico, desenvolvi uma abordagem holística para tratar esta dominância estrogênica com três componentes:

1. Dieta projetada especificamente para reduzir os níveis de estrogênio do corpo.
2. Terapia de reposição com hormônios naturais para restaurar o equilíbrio hormonal.
3. Lista selecionada de vitaminas e suplementos que comprovadamente trabalham de forma sinérgica a fim de fornecer o equilíbrio hormonal ideal.

Os resultados

Depois de seguir o plano, todos os meus pacientes tiveram o equilíbrio hormonal restaurado e seus sintomas de dominância do estrogênio desapareceram. A saúde deles melhorou como um todo em um ou dois meses. Mas, surpreendentemente, em uma ou duas semanas, a maioria dos pacientes apresentou um benefício adicional: os quilinhos teimosos que estavam lá há anos começaram a ir embora e as barrigas passaram de pneuzinhos a tanquinhos! Em vários meses, diversos pacientes vieram até mim requisitando o que eles chamavam de "dieta do tanquinho".

Logo percebi que este plano poderia ajudar muitas pessoas além do escopo da minha prática médica. Então, pedi a ajuda de Genie James, coautora do meu primeiro livro, *From Hormone Hell to Hormone Well*, cofundadora do Natural Hormone Institute of America e também minha esposa. Ela não apenas é mestre em Ciências Médicas pela Universidade Emory, como possui experiência única nos campos da saúde da mulher e da medicina complementar.

Depois que mostramos o plano ao público, vimos resultados incríveis. Em geral, homens e mulheres que se comprometeram com a dieta viram resultados animadores em apenas três a quatro semanas. Uma resposta típica do primeiro mês era a perda de 2 a 3 quilos. E, mais importante, a maioria das cinturas encolheu de 2 a 5 centímetros nas primeiras semanas.

No segundo mês, os quilos e centímetros caíram ainda mais rapidamente, pois uma vez restabelecido o equilíbrio hormonal, o metabolismo do corpo gastava e queimava ainda mais calorias para obter energia.

E, embora o objetivo primário deste livro seja eliminar a condição subjacente da dominância estrogênica responsável pelo ganho de peso indesejado, os benefícios do plano vão além da estética: incontáveis estudos médicos também relacionam a dominância estrogênica a vários riscos potencialmente letais para a saúde.

Se você permanecer no plano indefinidamente, terá um impacto positivo de longo prazo em sua saúde e seu bem-estar geral, obtendo uma vida de hormônios equilibrados, uma barriga de tanquinho e uma saúde mais adequada. Está esperando o quê para começar hoje mesmo?

PARTE 1

DE ONDE VEIO O PNEUZINHO E POR QUE ELE *não* VAI EMBORA

Acredito que você buscou este livro porque nos últimos anos ganhou 5, 10, 15 ou até 20 quilos na região do abdômen, dos quadris e das coxas. Esse peso extra deixa você desconfortável e nada atraente. Já tentou fazer dieta e exercícios físicos para perder a barriguinha e, embora tenha perdido alguns quilinhos aqui e ali por curtos períodos de tempo, o excesso do peso adicional continua lá.

Na Parte 1, você vai aprender as razões médicas para o aparecimento do pneuzinho e os motivos pelos quais ele não vai embora, não importa o quanto tente. No Capítulo 1, você aprenderá como o equilíbrio hormonal está conectado de forma complexa ao metabolismo e à predisposição do corpo para armazenar gordura. E mais importante: entenderá por que a dominância estrogênica é provavelmente a principal culpada dos quilos extras em seu abdômen e dos centímetros a mais em sua cintura. Já está se perguntando se sofre da dominância estrogênica? No Capítulo 2, você saberá como fazer um autodiagnóstico do problema.

Dominância estrogênica: a epidemia oculta de ganho de peso 1

Quando as pessoas ouvem o termo *desequilíbrio hormonal* logo pensam naquela mudança de vida, a menopausa. Embora seja verdade que as mulheres tenham alterações hormonais significativas na menopausa, as questões associadas ao desequilíbrio hormonal, como o ganho de peso abdominal, começam geralmente por volta dos 30 anos nas mulheres e dos 40 nos homens.

Pesquisas sobre a perda de peso provam que, por causa da mudança na produção de hormônios, a pessoa comum ganhará de ½ a 1 quilo ao redor da cintura por ano entre os 35 e os 45 anos. Enquanto o metabolismo celular do seu corpo estiver comprometido por um desequilíbrio hormonal não tratado — mais especificamente a dominância estrogênica —, será praticamente impossível perder os quilinhos extras na cintura.

Acredito firmemente que a dominância estrogênica é epidêmica na América do Norte. Nós, norte-americanos, estamos envelhecendo, somos constantemente expostos a estrogênios no ambiente e muitos estamos acima do peso.

Infelizmente, pelo fato de a indústria farmacêutica ter criado muito marketing quanto à necessidade de reposição de estrogênio como o tratamento "fonte da juventude" para a menopausa, a maioria dos médicos e consumidores de serviços de saúde está desinformada e/ou confusa. A consequência para milhões de pessoas é que a real condição da dominância estrogênica é muitas vezes esquecida ou, pior, diagnosticada de forma incorreta e, por isso, tratada de modo indevido. Por exemplo, vejamos o caso da mulher que chamarei de Sylvia.

Sylvia tem 36 anos, é divorciada e mãe de três filhos. Veio a meu consultório seis meses depois de ter se mudado do Oregon para a Flórida alegando ter ganhado 11 quilos em três anos e que sofria do que chamava de "tristeza das estrias". Ela estava aos prantos quando me contou sua história:

> Desde o divórcio, há três anos, parece que alguém está enchendo um pneu ao redor da minha cintura. Eu costumava vestir calças tamanho 36 e agora mal consigo entrar numa 40. Juro que não estou comendo mais do que comia há cinco anos. Muito pelo contrário, como até menos. Mesmo que eu vá à academia e faça esteira pelo menos cinco horas por semana, esta gordura da minha barriga não vai embora.
>
> Não posso continuar assim. Estou a ponto de tomar remédios para emagrecer. Além disso, meu médico da Costa Oeste receitou antidepressivos, mas eles acabaram. Por favor, ajude-me.

A idade de Sylvia, o ganho de peso e a depressão branda eram indicadores comuns de desequilíbrio hormonal subjacente, mais especificamente da dominância estrogênica. Eu disse a Sylvia que poderia ajudá-la sem remédios para emagrecer ou antidepressivos. Após seguir o plano por seis semanas, entrou no consultório uma nova mulher. Tinha perdido quatro quilos e quase quatro centímetros na cintura. Em dez semanas, comprou calças tamanho 38 para comemorar. No meu consultório, ajudei milhares de pessoas como Sylvia, que não faziam ideia de que a mudança na produção de hormônios era a culpada pelo ganho de peso.

Para que você entenda como um desequilíbrio hormonal pode afetar o peso, farei um resumo rápido sobre a produção e o funcionamento dos hormônios sexuais.

Estrogênio e progesterona: equilíbrio que exige cuidado

O corpo humano produz três hormônios sexuais: estrogênio, progesterona e testosterona. Neste livro me concentro principalmente no estrogênio e na progesterona; tanto as pesquisas médicas como a minha experiência provam que eles desempenham os papéis principais no drama do ganho de peso relacionado a hormônios.

Funcionamento normal dos hormônios da puberdade aos 30 anos

Desde quando a mulher começa a menstruar até aproximadamente os 30 anos, sua taxa de estrogênio em relação à progesterona é excelente. Nesse cenário ideal, o estrogênio faz o seguinte:

- Desenvolve os órgãos sexuais e as características sexuais secundárias, como seios e pelos pubianos.
- Mantém o ciclo menstrual.
- Auxilia no crescimento e no funcionamento do útero, especificamente criando seu revestimento interno a fim de prepará-lo para a gravidez.
- Estimula o crescimento celular.

Durante este mesmo período, a progesterona faz o seguinte:

- Trabalha na manutenção do útero e o prepara para a gravidez durante a idade fértil.

- Auxilia na sobrevivência do óvulo quando fertilizado.
- Estimula a construção óssea, o que pode impedir ou tratar a osteoporose.
- Age como diurético natural a fim de prevenir o inchaço.

Em mulheres e homens, a progesterona também atua nas seguintes áreas:

- Serve como antidepressivo natural.
- Tem efeito calmante no corpo.
- Mantém a libido.
- Auxilia na obtenção de padrões de sono regulares.
- Opõe-se à disposição do estrogênio de promover o crescimento celular, fornecendo assim proteção contra o câncer de mama, de colo de útero e de ovário, e também contra doença fibrocística da mama em mulheres e aumento no risco de câncer de próstata em homens.

Como se pode ver, quando estão sincronizados, o estrogênio e a progesterona são responsáveis por funções bioquímicas importantes, tanto no corpo feminino quanto no masculino. Quando a proporção de estrogênio e progesterona sai dessa sincronia, surgem vários problemas de saúde, incluindo o ganho de peso indesejado.

O que é dominância estrogênica?

É importante entender que ter dominância estrogênica não significa que o corpo produz estrogênio demais. Na verdade significa que a produção de estrogênio de seu corpo não está equilibrada pela produção de progesterona. A dominância estrogênica ocorre quando a proporção natural de estrogênio em relação à progesterona está alterada — em outras palavras, quando a balança interna de estrogênio e progesterona fica desequilibrada.

O risco duplo do ganho de peso – como seu corpo torna-se um "ímã de gordura"

A dominância estrogênica gera um conjunto de distúrbios metabólicos que têm entre si uma relação semelhante a do "ovo e a galinha":

- Estrogênio demais circulando no corpo aumenta a gordura corporal, fazendo o tecido adiposo produzir e armazenar mais estrogênio. A gordura corporal contém uma enzima que transforma os esteroides das suprarrenais (adrenais) em estrogênio. Em nível celular, a gordura corporal continua a produzir estrogênio, e este alto nível de estrogênio faz com que o corpo aumente o armazenamento de tecido adiposo. Em outras palavras, a barriga vira um "ímã de gordura".
- Quando você tem dominância estrogênica, seu corpo é incapaz de usar a gordura armazenada para gerar energia de forma eficaz, comprometendo a capacidade do corpo para metabolizar ou queimar gordura a fim de obter calorias. O resultado é o peso extra que não vai embora, mesmo fazendo mais exercícios ou comendo menos.
- Quando este alto nível de estrogênio não encontra a oposição de progesterona em quantidade suficiente, a condição resultante de dominância estrogênica também afeta a distribuição de gordura do corpo. Tanto em homens quanto em mulheres, níveis mais altos de estrogênio predispõem o corpo a armazenar gordura em torno do abdômen. Nas mulheres, a dominância estrogênica faz com que a gordura seja armazenada na cintura, nos quadris e nas coxas, sendo a principal razão pela qual várias mulheres de meia-idade têm corpos em forma de pera. A dominância estrogênica também é o motivo daquele pneuzinho da meia-idade em homens.

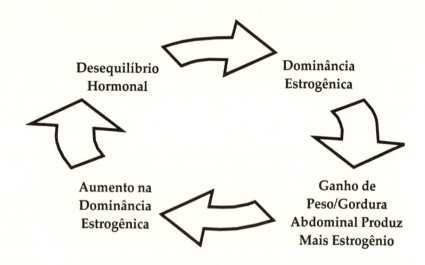

Efeitos na glândula tireoide

A glândula tireoide é mais conhecida pela função metabólica que afeta o peso. A dominância estrogênica faz com que os hormônios da tireoide não funcionem bem, diminuindo o metabolismo do seu corpo. Como resultado, surge a condição chamada de *hipotireoidismo relativo*. Além disso, as mudanças no nível de açúcar — algumas das quais ocorrem naturalmente com a idade e outras que acontecem em função do desequilíbrio hormonal — também estão ligadas ao ganho de peso. À medida que a produção de progesterona diminui com a idade e o estrogênio se torna dominante, seu corpo libera insulina mais rapidamente e com maior frequência. Quando os hormônios flutuantes estimulam a liberação de insulina de forma não natural, você fica com fome mais rapidamente e sente vontade de comer doce. Na verdade, esses desejos por comida podem ser incontroláveis, e as pessoas que têm dominância estrogênica tendem a consumir mais doces, mesmo quando não estão realmente com fome. Como resultado, ingerem mais calorias que o necessário e ganham ainda mais peso.

Se você é uma mulher na faixa dos 30 anos, precisa entender que a dominância estrogênica não é "um problema de sua mãe ou de pessoas mais velhas". Para a maioria das mulheres, a dominância estrogênica deveria ser motivo de preocupação bem antes da meia-idade ou da menopausa. À medida que a mulher se aproxima dos 35 anos, o equilíbrio de hormônios no corpo começa a mudar, começando pela queda na progesterona, cuja produção diminui 120 vezes mais rapidamente do que a de estrogênio. É a diminuição brusca da produção de progesterona que causa a dominância estrogênica.

Ao contrário da crença popular de que o estrogênio é um hormônio apenas feminino, os homens também podem sofrer de dominância estrogênica. Neles, a progesterona é produzida no tecido suprarrenal e testicular. Quando chegam aos 40 anos, a queda nos níveis de progesterona leva à diminuição nos níveis de testosterona. À medida que os níveis de progesterona e de testosterona diminuem, o corpo masculino passa a apresentar dominância estrogênica. Para descobrir se a dominância estrogênica é responsável pelo aumento em sua gordura abdominal — a possível causa de outras preocupações no âmbito físico, mental e emocional e gerador de riscos à saúde —, continue lendo. O Capítulo 2 vai ajudar você a entender como a idade, a gordura corporal e as toxinas ambientais podem unir forças para sabotar seu equilíbrio hormonal.

Você tem dominância estrogênica?

2

Evelyn, uma artista gráfica de 37 anos, mãe de três filhos, entrou em meu consultório literalmente arrastando o marido Richard, de 43 anos. Eu tinha feito o parto dos três filhos e era o ginecologista dela havia anos. Evelyn contou o seguinte:

> *Dr. Randolph, lembra-se de como meu corpo era magro e atlético mesmo depois de três filhos? Até dois anos atrás, eu vestia perfeitamente o tamanho 38. Agora, uso 42 e parece que engoli uma bola de boliche.*
>
> *Ainda sou relativamente jovem, não tenho nem 40 anos, mas parece que estou vivendo no corpo de uma estranha. E não sou a única. Até três anos atrás, ele [aponta para Richard] usava as mesmas calças de golfe dos tempos da faculdade. Agora ganhou 13 quilos nos últimos quatro anos.*
>
> *Preparo as mesmas refeições há 15 anos, então estou ciente de que não foi mudança em nossa alimentação. Ainda faço aeróbica quase todos os dias e jogo tênis três vezes por semana, então o que pode ser isso? Pura e simplesmente velhice?*

Evelyn e Richard estavam vivenciando a dominância estrogênica, com sintomas e comportamentos dignos de "piscar a luz vermelha de alerta". Para determinar se você tem dominância estrogênica, responda às quatro perguntas a seguir.

> **AUTOAVALIAÇÃO PARA DOMINÂNCIA ESTROGÊNICA**
>
> ❏ **Pergunta I: quantos anos você tem?**
>
> Se você for mulher acima dos 30 ou homem com mais de 40 anos (homens, vejam a página 31 para obter mais detalhes), é muito provável que tenha dominância estrogênica.
>
> Conforme mencionado no capítulo anterior, o nível de progesterona da mulher começa a cair por volta dos 30 anos, mesmo quando os ovários ainda estão produzindo estrogênio o bastante para estimular o ciclo menstrual. Do início ou meio dos 30 anos até o meio ou fim dos 40, a mulher que menstrua regularmente está na pré-menopausa. Quando a menstruação se torna irregular — em alguns casos não vindo por meses e em outros se tornando bem mais forte e intensa —, passa-se à perimenopausa. Nessa fase da vida, a produção de estrogênio pelos ovários também está em queda, mas a produção de progesterona diminui ainda mais significativamente. O resultado é a dominância estrogênica contínua.
>
> Mesmo durante ou após a menopausa, a dominância estrogênica ainda é motivo de preocupação. A idade média na qual uma mulher entra na menopausa natural, nos Estados Unidos, é 51 anos. Muitas mulheres cometem o erro de pensar que se não estão mais menstruando, não precisam mais se preocupar com os níveis de hormônios circulando no corpo. Isso está errado. É um erro acreditar que quando uma mulher para de menstruar, seus ovários desligam como lâmpadas.
>
> Embora a menopausa represente uma mudança drástica no equilíbrio hormonal, não significa que os hormônios sexuais subitamente se ausentaram do corpo. Os ovários de uma mulher na menopausa ainda produzem ativamente 40 a 60% do estrogênio produzido por

uma mulher na pré-menopausa. A produção de progesterona, contudo, continua a diminuir. O resultado é que muitas mulheres na menopausa e na pós-menopausa permanecem sofrendo com a dominância estrogênica.

Aproximadamente uma em cada quatro mulheres norte-americanas entrará em menopausa abrupta e não natural como resultado de histerectomia. Se você passou por histerectomia parcial — remoção apenas do útero —, ainda pode ter dominância estrogênica, pois seus ovários continuarão a produzir um pouco de estrogênio e quantidades ainda menores de progesterona.

Se você sofreu histerectomia completa — a remoção de todo o trato reprodutivo (útero, trompas de Falópio e ovários), ainda pode ter dominância estrogênica. Mesmo que não tenha mais ovários, sua gordura corporal ainda produz estrogênio.

Homens com dominância estrogênica

Para os homens, a *Pergunta 1* é fácil. Se você tem mais de 40 anos, seus níveis de progesterona e testosterona já começaram a diminuir. Se sente preguiça, inchaço e/ou letargia, estes são sintomas de desequilíbrio hormonal subjacente. A idade e os sintomas indicam que você está no meio da menopausa masculina, ou andropausa.

A diminuição da libido, o ganho de peso abdominal e a incapacidade de perder peso são três indicações de que você provavelmente sofre de dominância estrogênica.

❏ Pergunta 2: há quanto tempo você está acima do peso?

Se você está quatro quilos acima do peso há um ano ou mais, provavelmente está preso no ciclo da dominância estrogênica. Conforme descrito no Capítulo 1, o alto nível de estrogênio faz com que você desenvolva mais tecido adiposo que, por sua vez, produz mais estrogênio.

❑ Pergunta 3: você tem sintomas de dominância estrogênica?

O ganho de peso é apenas um sintoma de um desequilíbrio hormonal subjacente. Como os receptores hormonais se localizam ao longo do corpo e no cérebro, a dominância estrogênica pode se manifestar num conjunto de sofrimentos físicos, emocionais e mentais: ansiedade, depressão, fadiga, seios doloridos e sensíveis, dores de cabeça (incluindo enxaqueca), transtornos digestivos, confusão mental e/ou perda de memória e baixa libido. Veja o quadro abaixo. Se dois ou mais destes sintomas se aplicarem a você, e se existirem há mais de três meses, provavelmente é um sinal de que sofre da condição subjacente chamada dominância estrogênica.

Sintomas de Desequilíbrio Hormonal

Mulheres	Homens
Alterações de humor	Sensação de exaustão
Calores	Gordura abdominal
Suores noturnos	Problemas de próstata
Fadiga	Diminuição da clareza mental
Dores de cabeça	Diminuição do desejo sexual
Depressão	Aumento da urgência urinária
Ansiedade	Diminuição da força
Nervosismo	Diminuição da disposição
Irritação	Dificuldade para dormir
Choros por qualquer motivo	Diminuição do fluxo urinário
Lapsos de memória	Irritação

Ganho de peso	Depressão
Envelhecimento prematuro	Disfunção erétil
Secura vaginal	Suores noturnos
Fluxo menstrual intenso	Problemas de concentração
Alterações no sangramento	
Incontinência	
Seios fibrocísticos	
Diminuição no desejo sexual	
Seios doloridos e sensíveis	
Osteoporose	
Retenção de líquido	

❏ Pergunta 4: seu ambiente é prejudicial?

O simples fato de viver em um país industrializado aumenta o risco de ter dominância estrogênica. Contudo, se você está numa situação de trabalho em que é constantemente exposto a vapores tóxicos ou se a sua casa fica perto de um depósito de lixo tóxico, a chance de o seu ambiente contribuir para a dominância estrogênica é ainda maior.

O estrogênio ambiental ou xenoestrogênio pode ser encontrado em pesticidas, herbicidas, fungicidas, plásticos, combustíveis, gases emitidos por carros, produtos químicos usados em lavagem a seco, lixo industrial e carne de animais que receberam fármacos com estrogênio na fase de engorda. Também se descobriu que o estrogênio e a progesterona sintéticos (chamados *progestinas*) das pílulas anticoncepcionais e da terapia de reposição hormonal são secretados na urina da mulher, descem pela descarga e acabam retornando à cadeia alimentar. Ao longo do tempo, esses estrogênios externos podem se acumular perigosamente e aumentar a carga de estrogênio no corpo.

Descobriu-se que pessoas vivendo nos Estados Unidos e na Europa Ocidental têm níveis de estrogênio muito maiores bem mais cedo do que aquelas que habitam em países menos industrializados. Vários especialistas associam esse alto nível de estrogênio à exposição ambiental. Hormônios semelhantes ao estrogênio existentes nos alimentos consumidos e nos produtos químicos usados diariamente são geralmente causas ocultas da dominância estrogênica. Esses hormônios semelhantes ao estrogênio imitam a ação do estrogênio produzido no corpo humano e somos expostos a eles por intermédio de determinados produtos químicos (xenoestrogênios) e de tipos específicos de alimentos e plantas (fitoestrogênios).

Embora a maior parte de nossa exposição ao xenoestrogênio aconteça em pequenas quantidades, o problema é que a maioria de nós é exposta a muitas pequenas doses diariamente, o que tem um efeito cumulativo perigoso.

A exposição crônica a estrogênios ambientais pode contribuir para que a dominância estrogênica ocorra precocemente. O número crescente de mulheres jovens com ciclos menstruais anovulatórios é um sinal silencioso de dominância estrogênica. Um ciclo anovulatório é aquele onde não ocorre a ovulação. Ou seja, a mulher tem sangramento mas não libera o óvulo, isto é, não ovula. Ciclos anovulatórios ocorrem quando o corpo da mulher não produz progesterona suficiente para equilibrar o estrogênio que constrói o revestimento uterino (endométrio). Estudos médicos mostraram que por volta dos 35 anos, aproximadamente 50% das mulheres têm ciclos anovulatórios.

A dominância estrogênica que vem da exposição ambiental foi detectada até mesmo em homens e mulheres adolescentes e na faixa dos 20 anos. Os sintomas incluem ganho de peso, síndrome pré-menstrual (popularmente conhecida como TPM), seios fibrocísticos, inchaço, irregularidades na menstruação, infertilidade, endometriose, depressão e alterações no humor.

Xenoestrogênios

Xeno literalmente significa estrangeiro. Logo, xenoestrogênios são estrogênios estrangeiros. Além de serem altamente estrogênicos, os xenoestrogênios são solúveis em gordura e não são biodegradáveis. Isso significa que eles penetram facilmente através da pele, alojando-se nos tecidos adiposos e que eles não se decompõem ao longo do tempo, seja no corpo ou no ambiente. Algumas fontes comuns de xenoestrogênios são:

Carne e laticínios. Nos Estados Unidos, a maioria dos fazendeiros injeta hormônios de crescimento sintético no gado e nas ovelhas. A carne tratada com hormônios é um problema de saúde real. No fim da década de 1990, Roy Hertz, então diretor de endocrinologia do National Cancer Institute e autoridade líder em cânceres hormonais, alertou sobre os riscos carcinogênicos desses aditivos estrogênicos, que podem causar desequilíbrio nos níveis naturais de hormônios.

Pesticidas e plásticos. Pesticidas químicos, herbicidas e fungicidas são aplicados rotineiramente em frutas e vegetais produzidos em escala industrial. Além disso, a maioria das pessoas usa rotineiramente inseticidas, herbicidas e outros pesticidas em casa e no jardim. Por fim, produtos de plástico fazem parte da vida diária de praticamente todo mundo e muitos deles liberam xenoestrogênios quando aquecidos, seja de modo consciente, num forno de microondas, ou sem querer, num carro quente.

Petroquímicos e solventes. Muitos produtos de higiene geral — cremes para a pele, loções, sabonetes, xampus, perfumes, *sprays* para o cabelo e desodorizadores de ambiente — contêm petroquímicos. Esses compostos geralmente têm estruturas químicas similares ao estrogênio e, portanto, agem de forma semelhante ao estrogênio quando introduzidos no corpo. Outra fonte de xenoestrogênio está nos solventes industriais, que costumam ser encontrados em cosméticos, esmaltes de unha, removedores de esmalte, colas, tintas, vernizes, produtos de limpeza, carpetes, compensados e outras madeiras processadas.

> *Fármacos para reposição de hormônios sintéticos e pílulas anticoncepcionais.* Fármacos para reposição de hormônios sintéticos, como Premarin, Prempro, Femhrt, Menest, Ortho-Est, Activella e vários outros nomes comerciais, bem como pílulas anticoncepcionais contribuem para desenvolver ou piorar a dominância estrogênica.
>
> Muitos médicos continuam a receitar terapia de reposição com hormônios sintéticos para os sintomas da menopausa, como calores, suores noturnos, insônia e alterações no humor. Esses fármacos vendidos com receita contêm estrogênio sintético ou uma combinação de estrogênio sintético e progestina. A reposição com hormônios sintéticos também costuma ser receitada para proteger as mulheres da perda de massa óssea que ocorre após a menopausa.
>
> Há mais de 10 anos, nós fomos convencidos de que a terapia de reposição com hormônios bioidênticos naturais (TRHB) era uma opção mais segura e eficaz para tratar os sintomas do desequilíbrio hormonal do que os hormônios sintéticos fabricados e vendidos pelas grandes indústrias farmacêuticas. Tanto que nosso primeiro livro, *From Hormone Hell to Hormone Well*, concentrava-se nos benefícios da TRHB em relação às terapias com hormônios sintéticos.
>
> Assim como as pílulas de reposição com hormônios sintéticos, os anticoncepcionais também contêm estrogênio sintético e progestina. Dependendo da dose, eles podem ser muito potentes e permanecer no corpo por um bom tempo. Pílulas anticoncepcionais trabalham mantendo o estrogênio em um nível tão falsamente alto que o corpo é enganado e responde como se houvesse uma gravidez, evitando assim a ovulação. O Capítulo 3 trata em detalhes dos perigos dos hormônios sintéticos.

Por que os sintomas são em geral mal diagnosticados?

Quando Sylvia, do Capítulo 1, reclamou pela primeira vez da "tristeza da estria", o médico respondeu com uma receita de antidepressivo. Infelizmente, o uso inadequado de antidepressivos para tratar a dominância estrogênica é bem comum. Atualmente, mais de 70% das receitas para o tipo de antidepressivo chamado de inibidores seletivos da recaptação de serotonina (ISRS) são dadas por médicos de família, clínicos gerais, ginecologistas e obstetras — isto é, profissionais sem treinamento específico para tratar distúrbios mentais!

Genie trabalhava como representante farmacêutica para o laboratório Eli Lilly em 1987 quando a empresa lançou seu primeiro ISRS, o Prozac. Durante as reuniões de venda, ela foi orientada a ter obstetras e ginecologistas como público-alvo e vender Prozac como a cura para os sintomas da síndrome pré-menstrual (TPM), como depressão, alterações de humor, inchaço e ansiedade. Evidentemente, a técnica de vendas recomendada pela empresa funcionou: o Prozac logo se tornou responsável por um quarto dos lucros do laboratório, com vendas anuais chegando a US$ 2,6 bilhões.

No ano 2000, pouco antes do Prozac perder a proteção de patente — o que aconteceu em 2001 —, a Eli Lilly mudou o nome do produto de Prozac para Sarafem, alterou a cor do comprimido de verde e branco para rosa e lavanda, e obteve a aprovação da Food and Drug Administration (FDA) a fim de comercializá-lo para vários sintomas pré-menstruais, ou transtorno disfórico pré-menstrual (TDPM). Antes do lançamento do Sarafem, o laboratório Lilly gastou US$ 2,3 bilhões em marketing, muito mais do que o US$ 1,5 bilhão empregado na pesquisa e no desenvolvimento do medicamento.

É lamentável perceber que muitas mulheres (e homens) que relatam a seus médicos sofrerem de alterações de humor e depressão branda saiam do consultório do médico com uma receita de antidepressivo, quando a condição subjacente da dominância estrogênica permanece não reconhecida e não tratada. Ao contrário de fármacos antidepressivos ou hormônios sintéticos manufaturados, as terapias com hormônios bioidênticos não podem ser patenteadas.

Portanto, não existem representantes de vendas de laboratórios indo aos consultórios dos médicos para alertá-los sobre as causas e perigos da dominância estrogênica.

Em virtude dessa ignorância na comunidade médica, muitas mulheres e homens continuam a sofrer sem necessidade. E, pior de tudo, quando a mulher reclama até dos sintomas mais leves da dominância estrogênica, a maioria dos médicos convencionais receita a reposição com estrogênio sintético. Essa prática é tanto irresponsável quanto perigosa, e, mesmo que esteja embasada na ignorância, pode ter consequências trágicas.

Os riscos da dominância estrogênica para a saúde a longo prazo

A relação entre a dominância estrogênica e o ganho de peso é uma preocupação real, mas também existem outras. Estudos clínicos realizados tanto nos Estados Unidos quanto na Europa relacionam a dominância estrogênica a vários outros riscos para a saúde. Por exemplo, tanto em homens quanto em mulheres, a gordura abdominal relacionada ao estrogênio é um fator de risco que contribui para o desenvolvimento de doenças cardiovasculares. De acordo com a FDA, mulheres com medida de cintura maior que 88,9 centímetros e homens com medida de cintura acima de 101,6 centímetros muito provavelmente estão em risco.

O estrogênio também serve de combustível para o crescimento celular, e o crescimento ou proliferação celular que não seja controlado é precursor do câncer. Em mulheres, níveis elevados de estrogênio foram associados a um aumento no risco de endometriose e tumores fibroides, bem como cânceres de mama e de útero hormônio-dependentes. (Em cânceres hormônio-dependentes, o tumor precisa de hormônios, especificamente de estrogênio, para crescer. O termo médico para esses tumores é *positivo para receptor de estrogênio.*) Em homens, a dominância estrogênica está associada a um aumento no risco de câncer de próstata hormônio-dependente.

Um número cada vez maior de estudos associa a exposição a estrogênios ambientais a um aumento no risco de câncer. No livro *The Truth About Breast Cancer,* Claire Hoy diz:

> *Segundo o Greenpeace, um país que baniu os pesticidas — Israel — passou rapidamente das maiores taxas de câncer de mama do mundo para valores semelhantes a outros países industrializados. A organização também descobriu que condados norte-americanos onde havia locais de lixo químico tinham probabilidade 6,5 vezes mais alta de ter maior incidência de câncer de mama em relação aos locais sem lixo tóxico.*

Após ler este capítulo, você deverá ser capaz de determinar se sua idade, gordura corporal, sintomas e exposição crônica a estrogênios ambientais indicam que você está sofrendo de dominância estrogênica. Se a sua situação e sintomas se encaixam, então pare de sentir-se culpado por aqueles quilinhos extras na cintura. Eles não estão lá por culpa sua. Em nível celular, você foi e continua sendo vítima de uma armadilha.

Apesar disso, não desista. Você poderá eliminar a dominância estrogênica de uma vez por todas e ainda ter um impacto muito positivo na saúde e no bem-estar geral. Os próximos capítulos mostrarão exatamente como fazer isso.

PARTE 2

O PLANO DE TRÊS FASES PARA EQUILIBRAR OS *hormônios* E ACABAR COM A BARRIGUINHA

Os próximos três capítulos mostrarão os detalhes do plano de três fases para equilibrar os hormônios e, de quebra, ajudará você a adquirir a barriga tanquinho. O Capítulo 3 descreve os alimentos que auxiliarão na redução da carga de estrogênio do seu corpo. O Capítulo 4 explica como melhorar o nível de progesterona com segurança e eficácia. Por fim, o Capítulo 5 fornece uma lista de suplementos que você pode tomar a fim de contribuir para o equilíbrio geral dos hormônios.

PARTE 2

CUIDADOS DE TRÊS CLASSES PARA TRABALHAR OS NORMÓGRAFOS ACAPASE COM A BARRIGUDINHA

Fase 1
Comer alimentos que equilibrem os hormônios

3

Uma reclamação que ouço várias vezes ao dia é: "Tento fazer uma dieta de baixas calorias e pouca gordura e pratico exercícios físicos regularmente, mas não importa o que eu faça, esses quilinhos em torno da minha cintura simplesmente não vão embora." Isso parece familiar a você?

Tendo ciência de como certos alimentos podem diminuir a carga de estrogênio do corpo, desenvolvemos uma dieta moderadamente alta em termos de calorias que permite obter proteínas e gorduras saudáveis em cada refeição. Ela contém vastas porções de alimentos "exterminadores de barriga" capazes de reduzir ou eliminar a carga extra de estrogênio.

A LISTA NÃO NEGOCIÁVEL: ALIMENTOS QUE REDUZEM A DOMINÂNCIA ESTROGÊNICA

As estrelas da parte nutricional do plano são vegetais crucíferos, frutas cítricas, fibras insolúveis e lignanos; estes alimentos atuam para reduzir a carga não saudável de estrogênio no corpo.

Exterminador de barriga 1: Vegetais crucíferos.
Benéfico para seu corpo: indol-3-carbinol (I3C)
✓ COMER 2-3 PORÇÕES POR DIA.

Vegetais crucíferos são fundamentais para o sucesso neste plano. Comer grande quantidade de brócolis, aspargos, couve-flor, espinafre, couve-de-bruxelas, aipo, beterraba, couve-crespa, repolho, salsinha, rabanete, nabo, couve-manteiga e mostarda comprovadamente melhora a produção do estrogênio "bom". Embora não sejam considerados crucíferos, aspargo e espinafre também são "exterminadores de barriga" porque também aumentam os níveis do estrogênio "bom".

Existem três tipos de estrogênios naturais: estrona (E1), estradiol (E2) e estriol (E3). Todos os estrogênios tendem a promover a divisão celular, que se não for controlada pode levar ao câncer. E2 é o que mais estimula os tecidos do útero e mamas e E1, um pouco menos; por isso, eles podem ser chamados de estrogênios "ruins". Por outro lado, E3 pode ser considerado estrogênio "bom", uma vez que estudos médicos mostraram que ele protege do câncer. Vegetais crucíferos contêm um fitonutriente chamado indol-3-carbinol (I3C), que comprovadamente age como um catalisador para diminuir a carga de estrogênios "maus" no corpo, ajudando assim a reduzir a dominância estrogênica.

Se você não gosta de vegetais crucíferos, experimente algumas das receitas do Capitulo 8, elas podem fazer você virar fã incondicional de couve-flor!

Exterminador de barriga 2: Frutas Cítricas.
Benéfico para seu corpo: D-limoneno
✓ COMER 1 PORÇÃO POR DIA.

Uma substância chamada D-limoneno, encontrada nos óleos de frutas cítricas, comprovadamente estimula a desintoxicação do estrogênio. Frutas cítricas comuns são: laranja, toranja (grapefruit), tangerina, limão, lima-da-pérsia e tangelo*. Pesquisas também descobriram que quando ratos de laboratório machos e fêmeas recebiam um extrato de D-limoneno, eles perdiam peso.

Exterminador de barriga 3: Fibras Insolúveis.
Benéfico para seu corpo: ligador de estrogênio.
✓ COMER 2 PORÇÕES POR DIA.

Existem dois tipos de fibras: solúveis e insolúveis. As solúveis se dissolvem na água, são degradadas pelas bactérias existentes no cólon e formam um gel no intestino que regula o fluxo de resíduos através do trato digestório. Este tipo de fibra é encontrado na farinha e farelo de aveia, ervilha seca, feijão, lentilha, maçã, pera, morango e mirtilo. Fibras solúveis fazem bem, mas não importa o quanto você coma, elas não vão influenciar seu equilíbrio hormonal. As fibras insolúveis, por sua vez, podem ajudar a diminuir a sobrecarga de estrogênio. Elas se ligam ao estrogênio extra no trato digestório, fazendo com que ele seja excretado pelo corpo. Entre as fontes de fibras insolúveis estão todos os grãos integrais — pães integrais, cevada, cuscuz, arroz integral, cereais integrais e farelo de trigo —, bem como sementes, cenoura, pepino, abobrinha, aipo e tomate.

---

* Fruta cítrica formada pelo cruzamento de tangerina e pomelo. (N. do T.)

Exterminador de barriga 4: Lignanos.
Benéfico para seu corpo: ligador de estrogênio.
✓ COMER 2-3 COLHERES (SOPA) POR DIA.

Sementes de linhaça moídas ou trituradas, gergelim e óleo de semente de linhaça fazem parte de um grupo alimentar chamado de *lignanos*. As bactérias benéficas do nosso intestino transformam lignanos de plantas em uma substância cuja função se assemelha levemente à do estrogênio. Quando o nível de estrogênio no corpo estiver baixo, esse estrogênio fraco dos lignanos compensa uma parte da deficiência. Quando há dominância estrogênica, contudo, esses estrogênios dos lignanos unem-se aos receptores de estrogênio do corpo, reduzindo a atividade do estrogênio humano em nível celular.

Você pode se beneficiar diariamente dos lignanos acrescentando os alimentos mencionados anteriormente em vitaminas, iogurtes ou saladas. O óleo de gergelim (ou sua pasta, o *tahine*) também pode ser um ótimo molho para saladas quando batido com suco de limão, alho e água no liquidificador.

A Tabela 1 fornece uma lista dos quatro grupos de alimentos exterminadores de barriga e suas quantidades diárias recomendadas.

Tabela 1. Alimentos que reduzem a carga de estrogênio

Grupo alimentar	Porções/Dia	Comentários
VEGETAIS CRUCÍFEROS (1/2 XÍCARA COZIDOS) ❖ Brócolis ❖ Rúcula ❖ Couve-flor ❖ Couve-de-bruxelas ❖ Aipo ❖ Beterraba ❖ Couve-crespa ❖ Repolho ❖ Salsa ❖ Rabanete ❖ Nabo, couve-manteiga ou mostarda ❖ Repolho-chinês ❖ Couve-nabo ❖ Aspargo ❖ Espinafre	2-3	Vegetais crucíferos devem ser cozidos no vapor, refogados, assados ou fervidos. Vegetais crucíferos crus contêm inibidores da tireoide conhecidos como goitrogênios. Comer quantidades excessivas de vegetais crucíferos crus está associado ao hipotireoidismo. Se você quiser comer vegetais crucíferos crus, limite-se a 2-3 porções por semana.
FRUTAS CÍTRICAS ❖ 1 laranja média ❖ ½ toranja ❖ 2 tangerinas ❖ 1-2 tangelos ❖ 2 limões ❖ 2 limas-da-pérsia	1	Você poderá substituir uma porção de frutas por ½ xícara de suco natural da fruta dia sim dia não.

Tabela 1. Alimentos que reduzem a carga de estrogênio (continuação)

Grupo alimentar	Porções/Dia	Comentários
FIBRAS INSOLÚVEIS ❖ ½ xícara de grãos integrais cozidos ou macarrão integral ❖ 1 fatia de pão integral ❖ ½ xícara de cevada cozida ❖ ½ xícara de cuscuz cozido ❖ ½ xícara de arroz integral ❖ ½ xícara de cereais integrais, como trigo-sarraceno ❖ ½ xícara de farelo de trigo ❖ ½ xícara de sementes de abóbora ❖ ½ xícara de cenoura cozida ou 1 xícara de cenoura crua ❖ ½ xícara de abobrinha cozida ❖ ½ xícara de aipo cru ❖ 1 tomate médio	2	Leia os rótulos. Alguns produtos com "integral" no rótulo podem ser feitos com farinha branca e corante caramelo em vez dos grãos integrais. Muitas pessoas cometem o erro de pensar que produtos integrais engordam. Isso não ocorre, a não ser que você adicione manteiga ou coberturas cremosas. Não faça isso. Alternativas mais saudáveis de temperos serão fornecidas nas receitas.
LIGNANOS ❖ Semente de linhaça ou gergelim ❖ Óleo de semente de linhaça	2-3 colheres (sopa)	Adicione ao iogurte com baixo teor de gordura ou ricota ou salpique em vegetais cozidos no vapor.

OUTROS ALIMENTOS
PARA ACRESCENTAR À DIETA DIÁRIA

Uma característica exclusiva desta dieta é que os grupos alimentares trabalham em conjunto para obter o equilíbrio hormonal ideal, fornecer energia e promover boa saúde enquanto os quilinhos vão embora. Além dos alimentos exterminadores de barriga, você deverá acrescentar os seguintes alimentos à dieta diária.

Proteínas
✓ COMER 1 PORÇÃO EM TODAS AS REFEIÇÕES.

Seu corpo precisa de proteínas todos os dias. Proteínas contêm os aminoácidos essenciais necessários para o crescimento e manutenção do tecido muscular liso. Além disso, de acordo com um estudo publicado no *Journal of Cell Metabolism*, uma dieta rica em proteínas também pode aumentar a quantidade de um hormônio que luta contra a fome. Segundo pesquisadores, o hormônio, conhecido como peptídeo YY (ou PYY), reduz o consumo de comida em um terço quando administrado por injeção tanto a pessoas de peso normal quanto a obesos.

Rachel Batterham, cientista clínica que liderou o estudo, afirma: "Agora nós descobrimos que ter mais proteína na dieta aumenta o PYY do corpo, ajudando a reduzir a fome e perder peso."

Alimentos ricos em proteínas diminuem o movimento de comida do estômago para o intestino. Este esvaziamento mais lento do estômago significa que você se sente satisfeito por mais tempo e demora mais a ter fome. Além disso, proteínas têm um efeito suave e constante no teor de açúcar do sangue, em oposição ao efeito rápido e pronunciado causados por carboidratos como pão branco, biscoitos ou batata assada. Por fim, o corpo usa mais energia (isto é, calorias) para digerir proteínas do que na digestão de gorduras ou carboidratos.

Peixe é uma ótima fonte de proteínas. Além disso, salmão, truta, arenque, atum (sólido em água) e cavalinha também são excelentes fontes de ácidos graxos ômega-3, que, segundo estudos médicos, trazem grandes benefícios cardiovasculares. Em função dos riscos para a saúde associados aos xenoestrogênios mencionados no Capítulo 2, encorajamos o consumo apenas de carnes e aves orgânicas, isto é, sem produtos químicos ou hormônios do crescimento.

Mesmo com refeições orgânicas, algumas escolhas representam melhores fontes de proteínas do que outras. Carne vermelha em geral tem mais gordura, particularmente gordura saturada. Existem, porém, muitas proteínas magras e completas, incluindo peito de aves e ovos de galinhas orgânicas e criadas soltas.

Fontes de proteínas orgânicas encontradas em alimentos como feijões, legumes e nozes são excelentes escolhas, mas essas proteínas devem ser combinadas de modo a formar uma proteína completa (por exemplo, arroz e feijão).

Você deve comer uma porção de proteínas em todas as refeições. A Tabela 2 lista algumas boas fontes de proteínas.

Tabela 2. Fontes de proteínas e tamanhos das porções

Fonte de proteínas	Tamanho da porção	Comentários
Peixes	170 g	Faça-os cozidos no vapor, assados, grelhados ou refogados em azeite de oliva. Não frite.
Aves	170 g	Carne de peito sem pele tem menos gordura.
Ovo	1 grande	Faça-o cozido, mexido ou pochê.
Feijão preto	1 xícara	Combine com arroz para obter a proteína completa.
Hambúrguer vegetariano	1 unidade	(Ver receita no Capítulo 8).
Grão-de-bico	1 xícara	Compre em lata e esquente ou deixe os grãos secos de molho por 24 horas antes de cozinhar.
Feijões secos: lima, fradinho, lentilhas	1 xícara	Compre em lata e esquente ou deixe os grãos secos de molho por 24 horas antes de cozinhar.
Frutos secos: amêndoas, nozes-pecã, nozes, castanhas-do-pará	¼ de xícara	Melhor consumir crus ou assados. Evite os muito salgados ou assados com mel.
Carnes vermelhas magras	280 g	Apenas uma vez por semana.

Cálcio
✓ COMER 2 PORÇÕES TODOS OS DIAS.

A necessidade de cálcio se torna cada vez mais importante para mulheres e homens à medida que eles envelhecem. Os ossos humanos trocam cerca de ¹/₅ do seu cálcio total a cada ano e há um movimento constante de cálcio entrando e saindo dos ossos, tanto para reparos quanto para manter um nível constante de cálcio no sangue e em outros fluidos corporais.

Um grande bônus para mulheres na pré-menopausa ou perimenopausa é que o cálcio comprovadamente reduz as cólicas abdominais e as contrações musculares resultantes da TPM. O cálcio é ainda mas importante para mulheres que estão chegando na menopausa ou já estão nela, pois ajuda a frear o desenvolvimento da osteoporose, um distúrbio ósseo debilitante que gera ossos frágeis e postura arqueada ou curvada. A osteoporose é virtualmente uma epidemia entre mulheres norte-americanas acima dos 60 anos e sua origem está na insuficiência de cálcio.

Mas os homens também precisam de cálcio. O corpo, independentemente do gênero, exige certa quantidade de cálcio flua pelo sangue e pelos tecidos moles todos os dias para que os músculos se contraiam corretamente, o sangue coagule e os nervos transmitam mensagens. Quando não obtemos a quantidade adequada de cálcio pela alimentação, o corpo atende suas necessidades roubando o mineral dos ossos. Isso enfraquece os ossos ao longo do tempo e contribui para o desenvolvimento de osteoporose. Embora a maioria das pessoas pense que deficiência de cálcio seja um problema feminino, dos 25 milhões de norte-americanos com osteoporose, um em cada cinco é homem. A porcentagem aumenta com a idade, de modo que, após os 75 anos, 50% dos afetados são homens.

Produtos feitos com leite são ótimas fontes de cálcio; contudo, pode haver hormônios no leite que podem fazer mal. Em 1994, a

FDA aprovou o uso de um hormônio de crescimento bovino chamado somatotropina bovina recombinante (rBST). De acordo com os fabricantes da rBST, injeções deste hormônio fazem uma vaca produzir até 20% mais de leite. O hormônio do crescimento também estimula o fígado bovino a aumentar o fator de crescimento insulina-símile 1 (IGF-1). O nível excessivo de IGF-1 vem sendo cada vez mais associado, pelas pesquisas modernas, ao desenvolvimento e crescimento do câncer em seres humanos.

Recentemente, a empresa farmacêutica Eli Lilly, fabricante do rBST, relatou um aumento de dez vezes nos níveis de IGF-1 no leite de vacas que foram injetadas com este hormônio. O IGF-1 é idêntico em humanos e bovinos e não é destruído pela pasteurização. Na verdade, o processo de pasteurização aumenta os níveis de IGF-1 no leite.

Por isso, recomendo que você evite comprar leite de vacas tratadas com rBST, se possível. O hormônio se tornou tão amplamente utilizado por criadores de gado que a menos que o rótulo diga "leite de vacas não tratadas com rBST", você deverá supor que o leite contém o hormônio. A maioria das lojas de comida saudável vende leite sem rBST. Os queijos feitos nos Estados Unidos também contêm rBST e IGF-1 em excesso, a menos que o rótulo diga "queijo de vacas não tratadas com rBST". Por outro lado, queijos europeus são seguros para o consumo, pois a Europa baniu o rBST.

A boa notícia é que os laticínios não são a única forma possível de obter cálcio necessário ao organismo. Os alimentos mostrados na Tabela 3 são boas fontes de cálcio.

Tabela 3. Fontes de cálcio: tamanhos das porções

Alimento	Quantidade	Cálcio
Iogurte, simples, com baixo teor de gordura	226 g	415
Repolho, fresco ou congelado, cozido no vapor ou fervido	1 xícara	357
Leite desnatado	1 xícara	306
Espinafre, fresco ou congelado, cozido no vapor ou fervido	1 xícara	291
Queijo	28 g	262
Ricota, 1% de gordura no leite	1 xícara	138
Feijão cozido, enlatado	1 xícara	154
Alface-romana ou vermelha	1 talo	97
Salmão enlatado	85 g	181
Laranja	1 xícara	72
Amêndoas	28 g (24 amêndoas)	70
Feijão-fradinho, cozido	1 xícara	211
Ervilhas, cozidas	1 xícara	94

Embora eu recomende que homens e mulheres adultos consumam entre 1.200 e 1.500 miligramas (mg) de cálcio por dia, é difícil alcançar esta meta sem suplementação. Abordarei os suplementos de cálcio mais adiante neste capítulo.

Frutas

✓ COMER 1 PORÇÃO TODOS OS DIAS.

Frutas são fontes importantes de fibras, possuem baixos níveis de gordura e sódio e contêm ainda antioxidantes e vitaminas que contribuem para a saúde. Busque primeiro as frutas bem coloridas como mirtilo ou morangos.

Recomendo a seguinte porção individual de frutas por dia: ½ xícara de morangos e mirtilo; 1 maçã, pera, pêssego ou banana média ou um abacate médio.

Óleos saudáveis

✓ USE CONFORME NECESSÁRIO PARA COZINHAR OU COMO CONDIMENTO.

Para cozinhar e colocar na salada, você pode usar azeite de oliva extravirgem. Além de dar um gostinho delicioso em saladas e alimentos cozidos, estudos comprovaram que o azeite de oliva protege o coração. Outros óleos saudáveis são o óleo de canola e óleo de linhaça. Porém, como o óleo de linhaça é sensível ao calor, não deve ser usado para cozinhar. Use-o para colocar na salada ou misturar no iogurte ou na vitamina.
Por outro lado, evite consumir ou cozinhar com margarina, manteiga e os óleos de milho, de semente de girassol, de cártamo e óleo de amendoim, pois foi comprovado que eles causam doenças cardíacas e vasculares.

Bebidas

✓ BEBER 8 COPOS DE 200 ML POR DIA.

É bem simples: beba água. Muita água, pelo menos oito copos de 200mL por dia. Beba um copo d'água durante cada refeição e depois tome pequenos goles ao longo do dia. Embora a água não tenha calorias e pode não conter micronutriente algum, é um auxílio indispensável à digestão, absorção de nutrientes e eliminação de resíduos. Misture o suco de ½ limão ou lima-da-pérsia sempre que possível, pois o suco natural dessas frutas alivia sintomas de indigestão como azia, inchaço ou arrotos. Beber regularmente suco de limão ou de lima-da-pérsia ajuda o intestino a eliminar resíduos de forma mais eficiente, controlando assim a constipação e diarreia. Além disso, há uma crença na medicina Ayuvérdica (sistema antigo de cuidados com a saúde proveniente da Índia) que um copo de água quente com suco de limão ajusta e purifica o fígado. A água também afeta a forma pela qual o corpo metaboliza a gordura. Uma das funções do fígado é transformar a gordura armazenada em energia; outra, é ajudar no funcionamento dos rins. De acordo com Maia Appleby, autora de *Why Drinking Water Really Is the Key to Weight Loss*:

> *Se os rins forem privados de água, o fígado terá de trabalhar com o que houver, diminuindo sua produtividade total. Assim, ele não conseguirá metabolizar a gordura tão rapidamente ou de forma tão eficaz quanto poderia quando os rins estavam trabalhando normalmente. Se você deixar isso acontecer, não só está sendo injusto com seu fígado, como também está condicionando a si mesmo a armazenar gordura.*

LISTA DIÁRIA DE ALIMENTOS EXTERMINADORES DE BARRIGA

Para consulta rápida, aqui está a lista de alimentos recomendados nas suas respectivas quantidades ótimas.

Vegetais crucíferos: 2-3 porções diárias
Frutas cítricas: 1 porção diária
Fibras insolúveis: 2 porções diárias
Lignanos: 2-3 colheres (sopa) diárias
Proteínas: 1 porção a cada refeição
Cálcio: 2 porções diárias
Frutas: 1 porção diária (além das frutas cítricas)
Óleos saudáveis: como tempero
Bebidas: 8 copos de 200mL d'água por dia

ZONA DE PERIGO: ALIMENTOS E BEBIDAS QUE AUMENTAM OS NÍVEIS DE ESTROGÊNIO

Agora que você sabe quais alimentos diminuem a carga de estrogênio e mantêm o equilíbrio hormonal, queremos ajudá-lo a evitar o consumo de alimentos e bebidas que podem sabotar tudo o que você está fazendo para perder peso. Quando se trata de gordura abdominal, os alimentos e bebidas abaixo são os cinco principais "enchedores de pneuzinho".

Alimentos ricos em gorduras saturadas. Estes alimentos vêm sendo associados a alto nível de estrogênio circulando no sangue. A dieta que recomendamos, portanto, exclui o consumo de carnes com alto teor de gordura como linguiça de porco, costela de porco, linguiça bolonha, linguiça de fígado, carne de porco, bacon, presunto, salsicha alemã e salsicha branca, bem como molhos de saladas prontos, batatas fritas, batatas do tipo chips, manteiga, margarina, banha de porco, a gordura vegetal existente na maioria dos biscoitos e massas e a nata do leite.

Carboidratos simples. Descobriu-se que o consumo excessivo de alimentos refinados (isto é, do grupo branco), como açúcar, farinha branca e arroz branco, aumenta o nível de açúcar no sangue e estimula a liberação de insulina que, por sua vez, tem impacto negativo no equilíbrio hormonal. Portanto, esta dieta não permite alimentos refinados ou processados.

Cafeína. Estudos mostram que beber duas xícaras de café por dia pode aumentar os níveis de estrogênio. Em um ensaio clínico envolvendo aproximadamente 500 mulheres entre 36 e 45 anos de idade, aquelas que consumiam mais de 1 xícara de café por dia tinham níveis significativamente mais altos de estrogênio durante a fase folicular inicial do ciclo menstrual. As que consumiam pelo menos 500mg de cafeína por dia, o equivalente a 4 ou 5 xícaras de café, tinham aproximadamente 70% mais estrogênio que as mulheres que consumiam menos de 100mg de cafeína por dia. É por isso que recomendamos evitar produtos com cafeína o máximo possível, incluindo café, chás e refrigerantes.

Álcool. O estrogênio é decomposto no fígado. Se o seu fígado estiver doente ou sobrecarregado, ele será incapaz de decompor o estrogênio circulando em seu corpo de forma eficaz. De acordo com a American Liver Association e a American Liver Foundation, danos ao fígado podem ocorrer quando você consome dois drinques por dia diariamente ou cinco a sete drinques por dia nos fins de semana. Como o fígado pode se curar, regenerando tecidos danificados, a abstinência de álcool leva a reversão e cura completa sem deixar quaisquer cicatrizes. Quanto tempo será necessário vai depender do grau de danos causados ao fígado.

Fitoestrogênios. São compostos estrogênicos que ocorrem naturalmente e são encontrados em várias ervas e temperos, como trevo-violeta, erva-de-são-cristóvão, pimenta-dos-monges e *dong quai* (angélica-chinesa). Alguns dos produtos que contêm mais fitoestrogênios são derivados de soja, incluindo grãos de soja, leite de soja, tofu, carne de soja, proteína vegetal texturizada, grãos de soja assados, grânulos de soja, missô e soja verde. Embora suas estruturas químicas se assemelhem às do estrogênio, o fitoestrogênio é muito menos poderoso que o estrogênio humano; na verdade, sua eficácia é de apenas um milésimo da eficácia do estrogênio humano. Ao contrário dos lignanos, que se unem ao estrogênio e ajudam a reduzir a sobrecarga deste hormônio por meio da excreção, os produtos de soja realmente têm potencial para resolver o problema.

Consumidos com moderação, produtos de soja podem ser escolhas alimentares saudáveis para algumas pessoas. No entanto, para homens e mulheres acima do peso que tenham a condição preexistente da dominância estrogênica, comer muita soja pode gerar desequilíbrio hormonal. Além disso, pesquisadores da área de nutrição identificaram que, em alguns casos, produtos de soja agem como poderosos agentes antitireoide, suprimindo a função da tireoide e causando ou piorando o hipotireoidismo. Como produtos de soja têm potencial para atrapalhar os esforços no sentido de acabar com a dominância estrogênica, recomendamos eliminar todos os produtos de soja e outros fitoestrogênios da sua dieta. Descobrimos que a maioria das pessoas não sente falta de produtos de soja e pode facilmente encontrar várias alternativas agradáveis.

O fator "oops, peraí": quando você simplesmente não consegue dizer não

Ao longo dos anos, vários pacientes começaram a, literalmente, voltar da porta do consultório no momento em que descobriam que uma dieta para equilibrar hormônios exigia que eles evitassem totalmente a cafeína e o álcool. Embora o consumo zero dessas bebidas seja o ideal para manter o equilíbrio hormonal, se você é um daqueles que não conseguem imaginar suas manhãs sem um cafezinho ou suas noites sem um uisquinho, não queremos que você desista do plano.

Em outras palavras, não jogue fora a criança com a água do banho. Faça o melhor que puder. Se você não acredita que possa abandonar essas bebidas, apenas tente limitar o consumo a 1 xícara de café pela manhã e/ou uma bebida alcoólica (preferencialmente vinho tinto) à noite. Embora o vinho ainda dê trabalho ao fígado, pesquisas indicam que o consumo moderado de vinho tinto pode proteger contra doenças cardíacas e ter um efeito positivo no nível de colesterol e na pressão sanguínea.

Se você bebe álcool, tente comer petiscos ricos em fibras — como um pedaço de fruta ou ½ xícara de cereais integrais com leite desnatado — e um pouco de proteína, como iscas de frango ou salmão. O alimento deixará a absorção do álcool mais lenta, ajudando a evitar a "onda" rápida e o desejo impulsivo de pedir batatas fritas com queijo. Depois de uma bebida alcoólica, peça algo sem álcool e mantenha este ritmo.

Por fim, se você não consegue abandonar o álcool, tome cardo-de-santa-maria como suplemento. Estudos médicos mostram que ele protege o fígado e melhora seu funcionamento. Recomenda-se uma cápsula de 200mg de cardo-de-santa-maria duas vezes ao dia.

Contudo, esteja ciente de que ele pode gerar reações alérgicas, que tendem a ser mais comuns em pessoas que têm alergia a plantas da mesma família como carpineira, crisântemo, calta e margarida.

Ceder a esses hábitos vai diminuir um pouco seu progresso na perda de peso, mas mesmo pequenos passos servem para melhorar a saúde e a cintura. No fim das contas, só você pode decidir do que está disposto a abrir mão para perder os pneuzinhos.

UM MÊS DE PLANEJAMENTO ALIMENTAR PARA EQUILIBRAR OS HORMÔNIOS

Em vez de ficar obcecado com a quantidade de calorias consumidas, você deve se concentrar em comer alimentos que reduzem a carga de estrogênio e auxiliem o equilíbrio hormonal como um todo. Algumas pessoas gostam de simplificar e comer os mesmos alimentos todos os dias. Por exemplo, uma paciente chamada Cynthia seguiu o plano de refeições mostrado a seguir por nove anos.

CAFÉ DA MANHÃ: 1 ovo cozido ou pochê, ½ toranja, 1 torrada de pão integral com ½ colher de chá de geleia natural de tutti frutti e água quente com o suco de ½ limão.

ALMOÇO: 170g de frango assado ou grelhado marinado em suco de laranja e molho shoyo com baixo teor de sódio, brócolis ou aspargos cozidos no vapor, salada de repolho marinada no vinagre e água com limão.

Lanche: ½ xícara de ricota com 1% de gordura ou 1 xícara de iogurte simples com baixo teor de gordura com frutinhas e 2 colheres (sopa) de semente de linhaça triturada.

Jantar: 170g de peixe assado ou grelhado, salada de espinafre, couve-flor cozida no vapor, arroz integral e água com limão.

Cynthia continua a usar um esbelto manequim 38, então se o que funcionou para ela também funcionar para você, vá fundo. A maioria das pessoas, porém, prefere um pouco mais de variedade. Por isso, desenvolvemos um plano com exemplos de refeições para um mês. Cada dia contém novas e deliciosas ideias para cozinhar e servir cada um dos grupos de alimentos exterminadores de barriga. Garantimos que, se você comer as três refeições ao dia por um mês, conforme mostrado a seguir, você apreciará cada refeição, não andará por aí com fome e perderá o pneuzinho e alguns centímetros na cintura.

Se o prato for seguido do símbolo (*), sua receita poderá ser encontrada no Capítulo 8.

DIA 1

Café da Manhã
1 ovo mexido preparado em azeite. Salpique à vontade endro, molho italiano seco ou 1 colher (sopa) de salsa fresca, se desejar
1 fatia de torrada de pão integral; se desejar, passe 1 colher (chá) de geleia natural de tutti frutti ou margarina light.*
1 laranja pequena
Água quente com suco de ½ limão ou chá de ervas

Almoço
Espinafre saboroso e salada de salmão(*)
Salada de beterraba ralada (*)
Água com limão

Lanche
1 maçã ou pera média

Jantar
Peixe assado com manjericão(*)
Brócolis ou aspargos na frigideira com sementes de gergelim(*)
Purê de couve-flor
Água com limão

---

* O texto original se referia a "substituto de margarina *Smart-Balance*". Nos EUA, a empresa *Smart-Balance* vende um tipo de margarina vegetal light sem gordura trans e colesterol. (N. do T.)

DIA 2

Café da Manhã
½ xícara de cereal integral ou farelo com 2 colheres (sopa) de semente de linhaça triturada, ½ xícara de frutas vermelhas (amora, morango, cereja) frescas e 1 xícara de leite desnatado
1 ovo cozido
Água quente com suco de ½ limão ou chá de ervas

Almoço
170g de peito de peru ou frango fatiado
Marinado de brócolis, pepino e salada de tomate(*)
28g de ricota
Água com limão

Lanche
½ xícara de amêndoas ou ½ xícara de sementes de abóbora

Jantar
Ensopado de lentilha, cenoura e nabo(*)
Salada de toranja e abacate(*)
1 fatia de pão integral
Água com limão

DIA 3

Café da Manhã
170g de salmão assado ou 1 ovo pochê, quente, cozido
 ou mexido
Porfait de iogurte e frutas(*)
Água quente com suco de ½ limão ou chá de ervas

Almoço
Hambúrguer vegetariano(*)
Feijão assado do bom(*)
Salada de repolho e maçã(*)
Água com limão

Lanche
6 bastonetes de cenoura e aipo mergulhados em molho de gengibre
 e lima-da-pérsia(*)

Jantar
170g de peito de frango assado com alecrim(*)
Couve-de-bruxelas cozida no vapor com semente de linhaça moída
 ou triturada
Couve-nabo assada(*)
Água com limão

DIA 4

Café da Manhã
Omelete de aspargos(*)
2 fatias de bacon de peru
½ xícara de suco de laranja ou toranja
Água quente com suco de ½ limão ou chá de ervas

Almoço
Salada de atum incomum(*)
½ xícara de couve-flor e tomates-cereja marinados sobre espinafre fresco
Água com limão

Lanche
Banana na casca(*)

Jantar
113g de filé ou carne bovina magra grelhada
½ xícara de brócolis cozidos no vapor com sementes de gergelim
Cuscuz crucífero(*)
Água com limão

DIA 5

Café da Manhã
1 ovo pochê
½ toranja
1 fatia de torrada de pão integral
Água quente com suco de ½ limão ou chá de ervas

Almoço
Wrap de alface, frango e aspargos(*)
1 maçã ou pera média
Água com limão

Lanche
½ xícara de ricota misturada com fatias de tangerina e 2 colheres (sopa) de semente de linhaça moída ou triturada

Jantar
Peixe grelhado com marinado de cítricos(*)
Vegetais simples com alho(*)
½ xícara de arroz integral; cozido, de preferência, em caldo (orgânico) de frango, de carne bovina ou de legumes para dar sabor
Água com limão

DIA 6

Café da Manhã
½ xícara de iogurte natural com baixo teor de gordura com ½ xícara de maçã picada e 2 colheres (sopa) de semente de linhaça moída ou triturada. Para dar gosto, se desejar, adicione ¼ de colher (chá) de mel e/ou canela ou noz-moscada
2 fatias de bacon canadense ou de peru
Água quente com suco de ½ limão ou chá de ervas

Almoço
Sopa de couve-flor e bacon de peru(*)
Torrada de queijo simples(*)
Água com limão

Lanche
½ xícara de amêndoas ou ½ xícara de sementes de abóbora

Jantar
Peixe assado na caçarola com salsa e bacon(*)
Brócolis ou aspargos na frigideira com sementes de gergelim(*)
½ xícara de cenouras cozidas no vapor
Água com limão

DIA 7

CAFÉ DA MANHÃ
½ xícara de cereal integral ou farelo com 2 colheres (sopa) de semente de linhaça moída ou triturada, ½ xícara de frutas vermelhas diversas frescas e 1 xícara de leite desnatado
1 ovo cozido
Água quente com suco de ½ limão ou chá de ervas

ALMOÇO
Salada de frango favorita(*)
Beterraba em conserva fácil(*)
Água com limão

LANCHE
1 laranja média ou 2 tangerinas

JANTAR
Repolho rápido recheado com peru(*)
28g de queijo com baixo teor de gordura
Água com limão

DIA 8

Café da Manhã
2 fatias de bacon de peru
1 fatia de torrada de pão integral
½ toranja
Água quente com suco de ½ limão ou chá de ervas

Almoço
Couve-crespa e feijão picantes(*)
1 pepino fatiado e 1 tomate fatiado com sal, pimenta, molho italiano e azeite ou vinagre
Arroz
Água com limão

Lanche
½ xícara de amêndoas ou ½ xícara de sementes de abóbora

Jantar
Peixe quente com limão(*)
Aspargos grelhados com sementes de gergelim(*)
½ xícara de macarrão integral
Água com limão

DIA 9

Café da Manhã
Vitamina de frutas e semente de linhaça(*)
180g de salmão grelhado ou pochê
1 fatia de torrada de pão integral
Água quente com suco de ½ limão ou chá de ervas

Almoço
Porção de hambúrguer vegetariano(*) (sem pãozinho)
Salada de chucrute(*)
1 maçã ou pera média
Água com limão

Lanche
1 xícara de iogurte natural com baixo teor de gordura misturado com
    1 colher (sopa) de suco de laranja concentrado, 1 laranja média e
    2 colheres (sopa) de semente de linhaça moída ou triturada

Jantar
180g de peito de frango assado ou grelhado; marinar em suco de laranja
    ou molho italiano sem gordura se desejar
Couve-de-bruxelas ao estilo indiano(*)
½ xícara de abóbora-amarela cozida
1 fatia de torrada de pão integral; se desejar, margarina light
Água com limão

DIA 10

Café da Manhã
1 ovo pochê ou cozido
Banana na casca(*)
Água quente com suco de ½ limão ou chá de ervas

Almoço
Salada fria de frango e arroz(*)
Beterraba em conserva fácil(*)
Água com limão

Lanche
1 xícara de leite desnatado ou 1 xícara de iogurte natural com baixo teor de gordura (acrescente canela ou noz moscada se desejar) e ½ xícara de frutas vermelhas diversas, com 2 colheres (sopa) de semente de linhaça moída ou triturada

Jantar
Feijões-pretos fritos (*)
Salada cremosa de repolho(*)
Água com limão

DIA 11

Café da Manhã
2 fatias de bacon canadense ou de peru
½ toranja
1 fatia de torrada de pão integral
Água quente com suco de ½ limão ou chá de ervas

Almoço
180g de salmão pochê, grelhado ou assado, salpicado com a salsa da celebração(*)
Vegetais simples com alho(*)
Água com limão

Lanche
4-6 bastonetes de cenoura e aipo mergulhados em pepino e molho de iogurte(*)

Jantar
Porção de 28-113g de carne moída de búfalo ou filé bovino magro
Couve-nabo e noz-moscada(*)
Brócolis ou aspargos na frigideira com sementes de gergelim(*)
Água com limão

DIA 12

Café da Manhã
½ xícara de iogurte natural com baixo teor de gordura com ½ xícara de maçã ou frutas vermelhas diversas picadas e 2 colheres (sopa) de semente de linhaça moída ou triturada. Para dar gosto, se desejar adicione ¼ de colher (chá) de mel e/ou canela ou noz-moscada
1 ovo cozido, pochê ou mexido; decorar com salsa fresca se desejar
Água quente com suco de ½ limão ou chá de ervas

Almoço
Mexido de bacon de peru e salada de espinafre(*)
1 laranja média
Água com limão

Lanche
½ xícara de amêndoas ou ½ xícara de sementes de abóbora

Jantar
Grão-de-bico com alho e macarrão(*)
1½ xícara de pepino, cenoura e rabanetes fatiados, com molho de pepino e iogurte(*)
Brócolis ou aspargos na frigideira com sementes de gergelim(*)
Água com limão

DIA 13

CAFÉ DA MANHÃ
1 ovo cozido ou pochê
Banana na casca(*)
Água quente com suco de ½ limão ou chá de ervas

ALMOÇO
Atum derretido(*)
1 maçã ou pera média
Água com limão

LANCHE
½ xícara de ricota com 1% de gordura, misturada com fatias de tangerina e 2 colheres (sopa) de semente de linhaça moída ou triturada

JANTAR
Caçarola colorida de peru(*)
Salada de beterraba e laranja(*)
1 fatia de torrada de pão integral
Água com limão

DIA 14

Café da Manhã
Vitamina de frutas e semente de linhaça(*)
180g de salmão grelhado
Água quente com suco de ½ limão ou chá de ervas

Almoço
Peru, maçã e pão árabe com espinafre(*)
Salada de cenoura e laranja(*)
Água com limão

Lanche
1 laranja média ou 2 tangerinas

Jantar
Peixe quente com limão(*)
Repolho asiático(*)
½ xícara de cuscuz
Água com limão

DIA 15

CAFÉ DA MANHÃ
Fritada favorita de queijo feta(*)
½ xícara de suco de laranja ou de toranja
Água quente com suco de ½ limão ou chá de ervas

ALMOÇO
Salmão com laranja e gengibre(*)
Salada cremosa de repolho(*)
Água com limão

LANCHE
1 xícara de frutas vermelhas diversas, com 1 colher (sopa) de iogurte natural com baixo teor de gordura e 2 colheres (sopa) de semente de linhaça

JANTAR
Couve-crespa e feijão picantes(*)
½ xícara de arroz integral; cozido, de preferência, em caldo (orgânico) de frango, de carne bovina ou de legumes para dar sabor
Água com limão

DIA 16

Café da Manhã
½ xícara de cereal integral ou farelo com 2 colheres (sopa) de semente de linhaça moída ou triturada, ½ xícara de frutas vermelhas diversas frescas e 1 xícara de leite desnatado
1 salsicha de peru
Água quente com suco de ½ limão ou chá de ervas

Almoço
170g de peru ou peito de frango grelhado
Salada de chucrute(*)
1 tomate fatiado com sal, pimenta, molho italiano seco e azeite de oliva
Água com limão

Lanche
1 maçã ou pera média

Jantar
Peixe ao estilo de nova orleans(*)
Beterraba e couve-de-bruxelas(*)
½ xícara de arroz integral; cozido, de preferência, em caldo (orgânico) de frango, de carne bovina ou de legumes para dar sabor
Água com limão

DIA 17

Café da Manhã
1 ovo cozido ou pochê
1 laranja média
½ copo de amêndoas
Água quente com suco de ½ limão ou chá de ervas

Almoço
140-170g de salmão grelhado
Pepino e molho de iogurte(*) como condimento para o salmão
½ xícara de aspargos cozidos no vapor
1 torrada de pão integral
Água com limão

Lanche
Banana na casca(*)

Jantar
Grão-de-bico com alho e macarrão(*)
½ xícara de salada de espinafre
Água com limão

DIA 18

Café da Manhã
½ xícara de iogurte natural com baixo teor de gordura misturado com ½ xícara de maçã picada ou frutas vermelhas diversas e 2 colheres (sopa) de semente de linhaça moída ou triturada. Para dar gosto, se desejar adicione ¼ de colher (chá) de mel e/ou canela ou noz-moscada
2 fatias de bacon de peru
Água quente com suco de ½ limão ou chá de ervas

Almoço
1 xícara de feijão-preto e ½ xícara de arroz integral
Marinado de pepino, rabanete e salada de cebola(*)
1 tortilha integral
Água com limão

Lanche
4-6 bastonetes de aipo e cenoura mergulhados em molho de gengibre e lima-da-pérsia(*)

Jantar
Bolo de caranguejo com couve-flor(*)
Brócolis ou aspargos na frigideira com sementes de gergelim(*)
½ xícara de arroz integral; cozido, de preferência, em caldo (orgânico) de frango, de carne bovina ou de legumes para dar sabor
Água com limão

DIA 19

Café da Manhã
Omelete de aspargos(*)
2 fatias de bacon de peru
½ xícara de suco de laranja ou de toranja
Água quente com suco de ½ limão ou chá de ervas

Almoço
Salada de frango favorita(*) sobre espinafre fresco
Salada de cenoura e laranja(*)
Água com limão

Lanche
1 xícara de frutas vermelhas diversas, misturadas com 1 colher (sopa) de iogurte natural, com baixo teor de gordura e 2 colheres (sopa) de semente de linhaça

Jantar
Ninho de feijão e vegetais verdes(*)
Torrada simples de queijo(*)
Água com limão

DIA 20

Café da Manhã
½ xícara de cereal integral ou farelo com 2 colheres (sopa) de semente de linhaça moída ou triturada, ½ xícara de frutas vermelhas diversas frescas e 1 xícara de leite desnatado
1 ovo cozido
Água quente com suco de ½ limão ou chá de ervas

Almoço
Cheeseburger vegetariano aberto(*)
Pepino, rabanete e cebolas marinadas(*)
Água com limão

Lanche
1 laranja média ou 2 tangerinas

Jantar
Peixe assado com manjericão(*)
Brócolis e couve-flor com molho de lima-da-pérsia(*)
½ xícara de cenouras cozidas; se desejar, tempere com endro, molho italiano ou uma borrifada de margarina light
Água com limão

DIA 21

Café da Manhã
1 ovo pochê
½ toranja
1 fatia de torrada de pão integral
Água quente com suco de ½ limão ou chá de ervas

Almoço
Wrap de aspargos e peru(*)
1 maçã ou pera média
Água com limão

Festa!
Comemore! Em três semanas, você provavelmente perdeu de 3 a 4,5 quilos. Em vez de fazer o seu lanche normal, dê uma festa. Convide os amigos e conte a eles o seu segredo. Sirva os seguintes pratos:
Pot-pourri de legumes marinados
Torrada de queijo simples (*)
Espinafre e vegetais crus
Água com gás, com suco de laranja ou de oxicoco (cramberry) servido em taças de champanhe; coloque algumas framboesas para dar cor e energia. (Certifique-se de que o suco de oxicoco seja 100% natural e não do tipo adoçado com xarope de milho rico em frutose.)

Jantar
170g de salmão grelhado com endro e limão(*)
½ xícara de salada de espinafre
½ xícara de arroz integral; pode ser cozido em caldo (orgânico) de frango, de carne bovina ou de legumes para dar sabor
Água com limão

DIA 22

Café da Manhã
1 ovo mexido em azeite de oliva. Tempere à vontade com manjericão ou molho italiano seco, se desejar
1 fatia de torrada de pão integral; se desejar com margarina light
1 laranja pequena
Água quente com suco de ½ limão ou chá de ervas

Almoço
Espinafre saboroso e salada de salmão(*)
Salada de repolho e maçã(*)
Água com limão

Lanche
1 laranja média ou 2 tangerinas

Jantar
Peixe assado com manjericão(*)
Brócolis ou aspargos na frigideira com sementes de gergelim(*)
Purê de couve-flor(*)
Água com limão

DIA 23

Café da Manhã
½ xícara de cereal integral ou farelo com 2 colheres (sopa) de semente de linhaça moída, ½ xícara de frutas vermelhas diversas frescas e 1 xícara de leite desnatado
1 ovo cozido
Água quente com suco de ½ limão ou chá de ervas

Almoço
170g de peito de peru ou de frango fatiado
Salada de espinafre com beterraba e ricota(*)
Água com limão

Lanche
½ xícara de amêndoas ou ½ xícara de sementes de abóbora

Jantar
Couve-crespa e feijão picantes(*)
1 maçã ou pera média
1 fatia de pão integral
Água com limão

DIA 24

Café da Manhã
140-170g de salmão grelhado ou pochê
Parfait de iogurte e frutas(*)
Água quente com suco de ½ limão ou chá de ervas

Almoço
Hambúrguer vegetariano(*)
Feijão assado do bom(*)
Salada de maçã e repolho(*)
Água com limão

Lanche
4-6 bastonetes de aipo e cenoura mergulhados em molho de gengibre e lima-da-pérsia(*)

Jantar
Peito de frango assado com alecrim(*)
Picadinho verde e amarelo(*)
½ xícara de arroz integral
Água com limão

DIA 25

Café da Manhã
Omelete de aspargos(*)
2 fatias de bacon de peru
½ xícara de suco de laranja ou de toranja
Água quente com suco de ½ limão ou chá de ervas

Almoço
Salada de atum incomum(*)
Água com limão
Couve-nabo e noz-moscada(*)

Lanche
Banana na casca(*)

Jantar
113g de filé ou carne bovina magra grelhada
Cuscuz crucífero(*)
Beterraba assada(*)
Água com limão

DIA 26

Café da Manhã
1 ovo pochê
½ toranja
1 fatia de torrada de pão integral; se desejar passe 1 colher (chá) de geleia tutti-frutti ou margarina light
Água quente com suco de ½ limão ou chá de ervas

Almoço
1 cachorro quente de peru, grelhado
Couve-crespa e chucrute(*)
1 tomate fatiado; se desejar tempere com azeite de oliva e vinagre balsâmico
Água com limão

Lanche
½ xícara de ricota com 1% de gordura, misturada com fatias de tangerina e 2 colheres (sopa) de semente de linhaça moída ou triturada

Jantar
Peixe grelhado com marinado de cítricos(*)
Vegetais simples com alho(*)
Arroz integral com espinafre e queijo feta(*)
Água com limão

DIA 27

CAFÉ DA MANHÃ
½ xícara de iogurte simples com baixo teor de gordura misturado com ½ xícara de maçã picada e 2 colheres (sopa) de semente de linhaça moída ou triturada. Para dar gosto, se desejar, adicione ¼ de colher (chá) de mel e/ou canela ou noz-moscada
2 fatias de bacon de peru
Água quente com suco de ½ limão ou chá de ervas

ALMOÇO
Sopa de couve-flor e bacon de peru(*)
Torrada simples de queijo(*)
Água com limão

LANCHE
½ xícara de amêndoas ou ½ xícara de sementes de abóbora

JANTAR
170g de peixe grelhado (com gotas de limão ou marinado no suco de limão ou salsa)
Couve-flor e couve-crespa com curry e limão(*)
½ xícara de cenouras no vapor; se desejar, tempere com sal, pimenta e endro seco
Água com limão

DIA 28

Café da Manhã
½ xícara de cereal integral ou farelo com 2 colheres (sopa) de semente de linhaça moída ou triturada, ½ xícara de frutas diversas frescas e 1 xícara de leite desnatado
1 ovo cozido
Água quente com suco de ½ limão ou chá de ervas

Almoço
Salada de frango favorita(*)
Salada de beterraba e laranja(*)
Água com limão

Lanche
1 laranja média ou 2 tangerinas

Jantar
Peixe assado com manjericão(*)
Aspargos arrumadinhos(*)
½ xícara de arroz integral; cozido, de preferência, em caldo (orgânico) de frango, de carne bovina ou de legumes para dar sabor
Água com limão

DIA 29

Café da Manhã
2 fatias de bacon canadense
1 fatia de torrada de pão integral; se desejar, passe 1 colher (chá) de geleia de tutti-frutti ou margarina light
½ toranja
Água quente com suco de ½ limão ou chá de erva.

Almoço
Couve-crespa e feijão picantes(*)
1 pepino fatiado e 1 tomate fatiado; tempere com vinagre balsâmico com baixo teor de gordura
Água com limão

Lanche
½ xícara de amêndoas ou ½ xícara de sementes de abóbora

Jantar
Peixe quente com limão(*)
½ xícara de brócolis cozidos no vapor temperados com azeite de oliva e alho
½ xícara de macarrão integral, misturado com tomate em cubos, azeite de oliva e manjericão fresco
Água com limão

DIA 30

Café da Manhã
Vitamina de frutas e semente de linhaça(*)
110-170g de salmão grelhado ou pochê
Água quente com suco de ½ limão ou chá de ervas

Almoço
Porção de hambúrguer vegetariano(*) (sem pãozinho)
Salada de chucrute(*)
Maçã fatiada
Água com limão

Lanche
1 xícara de iogurte simples com baixo teor de gordura misturado com 1 colher (sopa) de suco de laranja concentrado, 1 laranja média e 2 colheres (sopa) de semente de linhaça moída ou triturada

Jantar
180g de peito de frango assado ou grelhado
Couve-de-bruxelas ao estilo indiano(*)
½ xícara de abóboras amarelas cozidas no vapor
1 fatia de pão integral; se desejar, passe 1 colher (chá) de margarina light
Água com limão

Seguir este plano nutricional será o suficiente para equilibrar seus hormônios e ajudar a perder peso. Contudo, para os que desejam se livrar da dominância estrogênica e do pneuzinho rapidamente e de uma vez por todas, existem mais duas etapas importantes a serem cumpridas. Os próximos dois capítulos mostrarão exatamente quais são elas.

Fase 2
Usar progesterona – a forma mais simples de chegar ao tanquinho

4

Embora o título deste capítulo possa soar bom demais para ser verdade, o sucesso de milhares de pacientes comprovou que isso é a realidade. Ao aumentar os níveis de progesterona do corpo, você poderá dar um passo importante rumo à correção da condição subjacente de dominância estrogênica e finalmente perder esses quilinhos. Você também vai caminhar a passos largos para melhorar a saúde e o bem-estar como um todo.

Como aumentar o baixo nível de progesterona com segurança e eficácia

Se a sua produção de progesterona diminuiu e você tem dominância estrogênica, o senso comum diria que, para restabelecer o equilíbrio hormonal, é preciso colocar a progesterona de volta ao corpo. A teoria é simples, mas infelizmente há muita controvérsia sobre as terapias de reposição hormonal.

Nos últimos anos, a reposição hormonal vem aparecendo com frequência na mídia. Em artigos de revista e programas de televisão, as celebridades usam termos como *naturais*, *bioidênticos*, *sintéticos* e *farmacêuticos* como se fossem intercambiáveis, mas não é o caso.

Hormônios humanos naturais são produzidos dentro do corpo pelos ovários ou pelos testículos, pelas glândulas suprarrenais e pelo hipotálamo. Eles viajam pela corrente sanguínea para se encaixar em receptores de hormônios específicos localizados no corpo e no cérebro. Cada local onde há um receptor de hormônio reconhece a estrutura molecular específica de apenas um tipo de hormônio. Isso significa que o campo onde há um receptor para progesterona não reconhecerá o estrogênio ou a testosterona; ele identificará apenas a estrutura molecular da progesterona.

Hormônios humanos naturais ligam-se a seus receptores como chaves encaixando-se na fechadura. O termo químico para esse fenômeno de "chave-fechadura" é *afinidade relativa de ligação ARL*. Os hormônios humanos naturais têm ARL de 100% para seus respectivos receptores.

O que toda mulher precisa saber: o perigo dos hormônios sintéticos

Hormônios bioidênticos são derivados de plantas, geralmente soja ou inhame selvagem. Este processo bioquímico garante que a estrutura molecular de hormônios bioidênticos seja idêntica à dos hormônios naturais produzidos pelo corpo humano. Quando introduzidos no corpo, os hormônios bioidênticos *encaixam-se perfeitamente* na fechadura do receptor e ativam exatamente a mesma resposta gerada pelos hormônios produzidos nos ovários e testículos, na glândula suprarrenal e no hipotálamo.

Hormônios bioidênticos também têm ARL de 100% para os receptores de hormônios. Como o corpo reconhece e aceita os hormônios bioidênticos do mesmo modo que identificaria e aceitaria os hormônios naturais, a reposição com hormônios bioidênticos é tão segura quanto eficaz.

A estrutura molecular dos hormônios humanos naturais não pode ser patenteada, nem pode ser patenteada a estrutura molecular dos hormônios bioidênticos. Sem uma patente, como as empresas farmacêuticas podem proteger suas fórmulas e, mais importante, seus lucros? A resposta é: não podem. Consequentemente, por quase três quartos de século as empresas farmacêuticas vêm desenvolvendo, patenteando e vendendo hormônios cuja estrutura molecular é levemente diferente da estrutura dos hormônios humanos naturais e dos hormônios bioidênticos. Os hormônios produzidos e patenteados pelos laboratórios farmacêuticos são corretamente chamados de hormônios sintéticos. A lista de hormônios sintéticos no mercado norte-americano hoje inclui nomes comerciais como Premarin, Prempro, Menest, Ortho-Est, Activella e Femhrt. Existem muitos outros.

Hormônios sintéticos têm formas que não são encontradas na natureza. Eles se encaixam mal nos receptores hormonais do corpo humano e, portanto, produzem reações químicas não naturais e alterações notáveis na atividade biológica. Seu ARL é geralmente muito menor que 100%, o que resulta em efeitos colaterais e riscos para a saúde. O Premarin, por exemplo, é estrogênio de cavalo metabolizado que tem baixa afinidade de ligação com qualquer receptor de hormônio humano. O Premarin é composto também de 49,3% de estrona (E1), o estrogênio que causa câncer. Essa porcentagem é cerca de 10 vezes maior que a quantidade naturalmente existente no corpo.

Muitos estudos médicos comprovaram os perigos da reposição com hormônios sintéticos Em julho de 2002, o National Institutes of Health (NIH) interrompeu uma vasta pesquisa que investigava os efeitos de um hormônio sintético amplamente usado, o Prempro, que altera tanto a estrutura molecular do estrogênio quanto da progesterona. O estudo, que era um dos cinco principais numa grande pesquisa clínica chamada *Women's Health Initiative* [Iniciativa pela Saúde da Mulher], foi descontinuado porque descobriram que os hormônios sintéticos aumentam o risco de câncer de mama, doença cardíaca, coágulos sanguíneos e derrame. Descobertas posteriores também associaram a reposição com hormônios sintéticos ao aumento no risco de mal de Alzheimer. As descobertas foram publicadas no *Journal of the American Medical Association*.

Infelizmente, a progesterona bioidêntica costuma ser confundida com a progestina produzida sinteticamente. A *Women's Health Initiative* usava a progestina, *não* a progesterona bioidêntica. Não há evidência documentada na literatura cientifica de quaisquer casos de câncer resultantes do tratamento com a progesterona bioidêntica.

Por outro lado, estudos relatados tanto no *Cancer Detection and Prevention Journal* (1999) da International Society for Preventive Oncology quanto no *International Cancer Journal* (2005) da International Union Against Cancer descobriram que mulheres que usaram progestinas sintéticas com estrogênio tinham um risco significativamente mais alto de câncer de mama, enquanto as que fizeram uso da progesterona bioidêntica junto a estrogênios sintéticos tinham um risco de câncer de mama menor do que aquelas usando apenas estrogênio.

Vendendo uma mentira perigosa

Se a reposição de hormônios bioidênticos é tão segura, você pode estar se perguntando por que tantos médicos continuam a receitar hormônios sintéticos. A resposta é uma combinação de ignorância, confusão e marketing. As empresas farmacêuticas ganham bilhões de dólares vendendo produtos com hormônios sintéticos. Em relação à segurança dos hormônios sintéticos *versus* os bioidênticos, as empresas farmacêuticas têm muito a perder. Consequentemente, elas gastam milhões de dólares vendendo hormônios sintéticos, patrocinando programas de educação médica continuada (EMC) para médicos, apresentações em consultórios na hora do almoço e congressos em hotéis e *resorts*.

Em seu livro, *The Truth About the Drug Companies*, a Dra. Marcia Angell, ex-editora-chefe do *The New England Journal of Medicine*, diz: "Empresas farmacêuticas se tornaram imensas máquinas de venda, exercendo influência praticamente sem limite sobre a pesquisa e o ensino na medicina, e sobre a forma pela qual os médicos trabalham."

Existem diversos volumes de ensaios clínicos sólidos e confiáveis e estudos médicos que validam a segurança e a eficácia das terapias com hormônios bioidênticos. Infelizmente, as instituições de pesquisa médicas e universidades que publicam esses estudos não têm orçamento para empregar uma força de vendas a fim de sair a campo e ensinar os médicos. Consequentemente, a maioria desses profissionais continua sem esclarecimentos sobre a ciência que existe por trás da opção de tratamento seguro dos hormônios bioidênticos.

Como a progesterona bioidêntica ativa a perda de peso em nível celular

A progesterona bioidêntica neutraliza a dominância estrogênica, iniciando assim a perda de peso em nível celular. Veja o que acontece:

Primeiro, a progesterona elimina o hipotireoidismo. O estrogênio faz com que as calorias dos alimentos sejam armazenadas como gordura; já o hormônio da tireoide faz com que as calorias da gordura se transformem em energia utilizável. O estrogênio e o hormônio da tireoide, portanto, têm ações opostas. A dominância estrogênica inibe a ação da tireoide e diminui o metabolismo do corpo. A progesterona inibe a ação do estrogênio, permitindo assim que o hormônio da tireoide funcione adequadamente. Em outras palavras, a progesterona ativa uma resposta metabólica que permite a perda de peso.

Em segundo lugar, quando a progesterona for acrescentada novamente ao corpo, ela agirá como um diurético natural, o que ajuda a reduzir o inchaço.

Por fim, quando os níveis de progesterona e estrogênio são equilibrados, a liberação rápida de insulina é abrandada. O resultado é a normalização do nível de açúcar no sangue e a redução do desejo por comida.

Os benefícios da progesterona bioidêntica para a saúde

Além de ajudar na perda de peso, a progesterona bioidêntica traz vários benefícios à saúde. Veja alguns deles:

Proteção contra o câncer

Conforme descrito anteriormente, o estrogênio aumenta o crescimento celular e, quando não verificado, este crescimento celular pode resultar em câncer. Por outro lado, a terapia de reposição com progesterona bioidêntica pode neutralizar ou reduzir a capacidade do estrogênio de estimular o crescimento celular. De acordo com vários estudos médicos, quando os níveis internos de progesterona aumentam para equilibrar os níveis de estrogênio, não há estrogênio suficiente circulando no corpo a fim de estimular o crescimento de tumores positivos para receptor de estrogênio.

O Dr. Uzzi Reiss, fundador do Beverly Hills Anti-Aging Center e coautor de *Natural Hormone Balance for Women*, explica:

A progesterona é o hormônio que mais protege a mama. Numa clínica de infertilidade no hospital Johns Hopkins, Linda Cowan publicou um estudo no início dos anos 1980. Ela acompanhou dois grupos de mulheres por mais de 20 anos. Não existem muitos estudos como esse. O que há de único nessas mulheres é que um grupo ligou as tubas uterinas e o outro teve deficiência de progesterona. O único efeito na saúde a longo prazo sentido pelas mulheres que ligaram as tubas foi a incapacidade de engravidar. Porém, mais de 20 anos depois, o grupo com deficiência de progesterona teve 10 vezes mais câncer.

Como isso pôde acontecer? É muito simples: a progesterona atua inibindo a replicação das células e aumenta a atividade de um gene chamado P53, que nos protege do câncer. Ele também faz a regulação descendente e diminui o funcionamento do BCL2, um gene marcador para o câncer.

O papel do equilíbrio hormonal no desenvolvimento e na prevenção dos cânceres hormônio-dependentes ainda gera muita controvérsia na comunidade médica convencional. Definitivamente é preciso fazer mais pesquisas nesta área. Contudo, em mais de uma década tratando milhares de mulheres que sofrem de desequilíbrios hormonais, tive apenas duas pacientes posteriormente diagnosticadas com câncer de mama. Isso está muito abaixo da média nacional. De acordo com as estatísticas da American Cancer Society, a possibilidade de uma mulher norte-americana desenvolver câncer de mama invasivo em algum momento da vida é de cerca de uma em oito, isto é, 12,5% de todas as mulheres norte-americanas. Não seria ótimo se algum dia pudéssemos ler um estudo cientifico que mostrasse uma grande redução nas taxas de câncer de mama porque todas as mulheres dos Estados Unidos aumentaram o nível de progesterona corporal assim que suas taxas hormonais começaram a mudar?

Saúde cardíaca

A reposição com progesterona bioidêntica também faz bem para a saúde do coração. Como a doença cardíaca é a principal causa de morte de mulheres nos Estados Unidos, o efeito da progesterona na saúde cardíaca é uma vasta área de pesquisa. Você deve se lembrar que o ensaio do *Women's Health Initiative* indicava que o estrogênio sintético em conjunto com a progestina aumentava o risco para o coração. A boa notícia é que pesquisadores provaram que um regime de reposição hormonal composto de estrogênio e de progesterona bioidênticos reduz a atividade vascular coronariana. Em outras palavras, seja a progesterona produzida naturalmente pelo corpo humano ou uma formulação bioidêntica adicionada a ele, ela definitivamente equilibra o estrogênio e tem efeito cardioprotetor.

Prevenção da osteoporose

A progesterona também é responsável por estimular a construção dos ossos, o que pode prevenir ou tratar a osteoporose. O Dr. Morris Noteloviz, autor de *Estrogen, Yes or No?*, afirma: "Os receptores de progesterona estão presentes nos osteoblastos. Com base em estudos *in vivo* (no corpo) e clínicos, acredita-se agora que a reposição com progesterona bioidêntica estimule a formação óssea, embora o mecanismo ainda não tenha sido identificado."

Um estudo de 1996, publicado no *The Journal of the American Medical Association*, descobriu que mulheres usando creme com progesterona bioidêntica apresentaram um aumento médio na densidade mineral óssea de 7 a 8 % no primeiro ano, 4 a 5 % no segundo ano e 3 a 4 % no terceiro ano. Mulheres que não foram tratadas com o creme em geral perderam 1,5 % de densidade mineral óssea por ano. Nenhuma forma de reposição hormonal ou suplementação alimentar teve um nível de resposta positiva tão alta quanto a progesterona bioidêntica para tratar e prevenir a perda de densidade óssea.

Alívio da TPM

Você ou alguém que você conheça já sofreu de tensão pré-menstrual (conhecida popularmente como TPM)? Em caso positivo, aqui estão outras boas notícias sobre a progesterona. No início da década de 1950, a teoria popular na comunidade médica alegava que TPM era causada pelo estrogênio sem oposição durante a fase lútea do ciclo menstrual. A fase lútea é o período que começa no dia após a ovulação e vai até o resto do ciclo menstrual (termina um dia antes da próxima menstruação). Geralmente, a fase lútea dura de 10 a 16 dias e costuma ser consistente de um ciclo para outro, tendo uma média de 14 dias na maioria das mulheres. Para testar esta teoria, os pesquisadores administraram progesterona bioidêntica por injeção intramuscular, supositórios retais ou vaginais ou implantes subcutâneos de tubos de silicone (*pellets*). A progesterona bioidêntica reduziu os sintomas da TPM em 83% das mulheres recrutadas pelo estudo.

Melhora da memória e do humor

Estrogênio e progesterona devem estar equilibrados para que o cérebro funcione adequadamente. O estrogênio aumenta o estímulo cerebral e promove o pensamento claro e a boa memória. A progesterona é muito importante para o sistema nervoso central; está provado que ela gera padrões de sono saudáveis e proporciona a sensação de calma. A progesterona é geralmente considerada o hormônio do "sentir-se bem". Embora o efeito da progesterona no humor e na sensação de bem-estar seja muito relevante, há também novas evidências de que ela pode ter um papel ainda mais fundamental no funcionamento da mente a longo prazo. Pesquisas recentes mostraram que desequilíbrio dos níveis de estrogênio e progesterona pode ser um precursor para o mal de Alzheimer.

Melhora na qualidade de vida

Estudos e pesquisas médicas fornecem evidências fisiológicas e bioquímicas claras dos vários benefícios para a saúde obtidos com a reposição com a progesterona bioidêntica. Por exemplo, a Clínica Mayo publicou um estudo no *Journal of Women's Health* em 2000 que mostrava que mulheres que incluíam a progesterona bioidêntica no seu regime de reposição hormonal estavam mais satisfeitas com a sua qualidade de vida como um todo. As participantes do estudo também relataram que sentiram uma melhora em várias outras áreas da saúde, incluindo alívio nos distúrbios do sono, calores, ansiedade e sintomas de depressão.

Formas de administração da progesterona bioidêntica

A progesterona bioidêntica pode ser administrada como creme, pílula, cápsula, cápsula de gel, gotas sublinguais ou supositório. Felizmente para quem não gosta de tomar comprimidos, cremes tópicos se mostraram a forma mais eficaz de administrar a progesterona bioidêntica. Se você tomar progesterona bioidêntica como comprimido, ela passará primeiro pelo fígado para ser metabolizada e uma parte do princípio ativo será automaticamente excretada nas fezes. O restante da progesterona será metabolizado em mais de 35 substâncias bioquímicas antes que possa entrar na corrente sanguínea. Isso significa que apenas uma fração da progesterona contida no comprimido chegará até a corrente sanguínea. Quando aplicada à pele, porém, a progesterona vai direto para o sangue. Uma vez instalada, toda a progesterona do creme viaja para os locais contendo receptores de progesterona e é usada pelos tecidos-alvo de progesterona. De forma bem simples, creme de progesterona bioidêntica permite que o corpo reconheça e use a reposição com hormônio bioidêntico exatamente da mesma forma que utilizaria a progesterona produzida pelos ovários. Além disso, a resposta do corpo ao creme é mais imediata com uma dosagem mais baixa.

COMO USAR A PROGESTERONA NO PLANO

Para usar a progesterona bioidêntica, siga estas diretrizes:

- Se você ainda menstrua regularmente, aplique o creme 2 vezes ao dia dos dias 8 a 26 do seu ciclo mensal. Em outras palavras, *não aplique quando estiver menstruada.*
- Se você não estiver mais menstruando em decorrência da menopausa ou da histerectomia, que se encaixa na perimenopausa, ou tem ciclos irregulares, aplique o creme 2 vezes ao dia por 25 dias. Depois pare a aplicação por cinco dias. (Você pode começar a usar o creme em qualquer dia.)
- Se você também está no regime de estrogênio bioidêntico, aplique o creme de progesterona bioidêntica duas vezes ao dia, todos os dias. (A reposição com o estrogênio bioidêntico será discutida posteriormente.)
- Se você for homem, acima dos 40, também deverá aplicar o creme duas vezes ao dia por 25 dias. Depois pare a aplicação por cinco dias. (Você pode começar a usar o creme em qualquer dia.)

No Brasil, somente farmácias de manipulação vendem o creme de progesterona bioidêntica e também é possível comprá-lo através da internet em sites estrangeiros. Recomenda-se a compra com receita médica.

Porém, nem tudo é perfeito: alguns cremes de progesterona são melhores que outros. O motivo para esta discrepância é que não há um corpo regulatório que verifique a produção ou padronização da fabricação dos assim chamados produtos naturais. Isso significa que há grande variação entre os cremes de progesterona vendidos sem receita no mercado.

Esbarrei nessa discrepância há 10 anos. Ao determinar, a partir dos sintomas, que meus pacientes precisavam de reposição com progesterona bioidêntica, recomendava que eles comprassem um creme de progesterona sem receita e aplicassem duas vezes ao dia, embora não indicasse qualquer marca específica. Em seguida, eu pedia que eles voltassem em seis semanas para que eu pudesse monitorar suas respostas e a melhora dos sintomas.

Após seis semanas, alguns pacientes relataram grande melhora — ou até a eliminação — dos sintomas. Outros mencionaram resultados abaixo do satisfatório. A discrepância me levou a pensar que certos produtos eram mais úteis que outros. Aproveitando meu conhecimento farmacológico, fiz algumas pesquisas para determinar quais fórmulas funcionavam melhor e por que isso acontecia.

O que procurar em um creme de progesterona

O creme de progesterona ideal é uma fórmula bioidêntica de progesterona, não apenas uma mistura de remédios naturais para reposição hormonal. A confusão entre os dois é causada pelo fato de que a molécula-mãe para a progesterona vem de uma substância conhecida como diosgenina, encontrada na soja e no inhame selvagem mexicano. Muitos produtos no mercado hoje contêm soja ou inhame selvagem mexicano e dizem ter progesterona natural. Contudo, não atuam no corpo da mesma forma que a progesterona bioidêntica. O corpo não irá reconhecer a molécula de diosgenina até que ela tenha a estrutura molecular original alterada em laboratório para se transformar na progesterona bioidêntica. Consequentemente, soja ou inhame selvagem mexicano em estado bruto não terão impacto eficaz no desequilíbrio hormonal subjacente ou em seus sintomas.

Para obter o melhor e mais puro produto do mercado, a progesterona bioidêntica usada no creme deverá atender aos padrões de referência da USP em termos de qualidade. Isto deverá estar claramente escrito no rótulo do produto.

A molécula de progesterona no creme deve ser projetada para ser liberada ao longo do tempo. Isto é fundamental, pois se o creme for absorvido imediatamente através da pele, levará a um aumento rápido no nível de progesterona e a um alívio temporário dos sintomas, em vez do alívio constante desejado. A importância de um sistema de liberação controlada é que o equilíbrio hormonal ideal é restaurado continuamente de modo que usuários do creme experimentem alívio contínuo dos sintomas ao longo do dia. É importante que o creme seja o mais simples possível (sem complementos como vitamina E, aloe vera etc.) e **não deve** conter óleo mineral (petróleo) que prejudica a absorção da progesterona.

Nosso primeiro livro, *From Hormone Hell to Hormone Well*, continha uma lista de vários cremes de progesterona bioidêntica que podem ser comprados sem receita e foram analisados pessoalmente por nós, constatando que eles atendem aos critérios definidos anteriormente. Você também pode obter informações sobre minha formulação pessoal de creme de progesterona bioidêntica em meu site www.hormonewell.com.

Antes de sua morte em 2003, o Dr. John R. Lee, principal autor da série *What Your Doctor May Not Tell You About Menopause* e pioneiro reconhecido no campo da reposição com hormônios bioidênticos, trabalhou com a coautora Virginia Hopkins em uma lista de cremes de progesterona revisados e aprovados que poderiam ser comprados nos Estados Unidos sem receita médica. Você encontra a listagem original na contracapa dos livros. Hoje, a Sra. Hopkins dá continuidade à missão do Dr. Lee, atualizando regularmente a lista de cremes no site www.johnleemd.com/store/resource_progesterone.html.

Lembram-se do casal Evelyn e Richard do Capítulo 2, que sofriam de dominância estrogênica? Embora os dois não acreditassem que o simples fato de passar um creme duas vezes ao dia pudesse ter algum benefício real, eles aceitaram tentar. Apenas seis semanas depois, Evelyn ligou para relatar o seguinte:

> *Dr. Randolph, sinceramente eu não botava muita fé no que você disse, mas pelo meu desespero, estava disposta a tentar de tudo. Após três semanas usando seu creme de progesterona, meu estômago estava menos inchado e eu pesava 2,7 quilos a menos. Também descobri que me sentia mais calma ao longo do dia e, à noite, eu tinha um sono sem interrupções pela primeira vez em anos.*
>
> *Richard já perdeu 3,6 quilos em apenas seis semanas. Logo depois de começar a usar o creme, voltou a agir mais como antes. Ao voltar para casa, em vez de cair no sofá com uma cerveja, ele passou a fazer 30 a 40 minutos de caminhada. Ele também passou a ter mais disposição no quarto... você sabe do que estou falando! Achamos que o seu creme de progesterona é uma poção milagrosa.*

A reposição com progesterona bioidêntica não é uma poção milagrosa, mas quando você restaura o hormônio que falta no corpo, os resultados em geral parecerão milagrosos. Como aumentar seu nível de progesterona que está deficiente é a primeira etapa crucial para neutralizar a condição subjacente de dominância estrogênica, não espere terminar este livro para iniciar. Quanto mais cedo você começar a usar o creme de progesterona bioidêntica, maior a chance de fazer um progresso rápido rumo a seus objetivos de perda de peso e diminuição da cintura.

Fase 3: Tomar os suplementos certos para ajudar em vez de sabotar o equilíbrio hormonal

5

Nos últimos anos, pesquisei e testei incontáveis suplementos nutricionais. Meu objetivo era identificar os suplementos que poderiam influenciar positivamente o metabolismo de estrogênio. Com isso, descobri um seleto grupo de suplementos que vão manter o equilíbrio hormonal saudável, levando à perda de peso e ao gerenciamento do peso perdido. Eles estão descritos a seguir:

Cálcio D-glucarato

O cálcio D-glucarato é uma substância natural que ajuda no processo de desintoxicação do corpo, bem como no equilíbrio hormonal. Ele facilita esse processo inibindo a reabsorção de toxinas semelhantes ao estrogênio na corrente sanguínea, permitindo que elas deixem o corpo e sejam excretadas nas fezes.

Descobriu-se que o cálcio D-glucarato diminui os níveis de estrogênio não saudável em animais e, portanto, inibe o desenvolvimento ou progressão do câncer.

✓ TOMAR 1.000MG DE CÁLCIO D-GLUCARATO DUAS VEZES AO DIA.

Diindolilmetano (DIM)

O Diindolilmetano (DIM) é um fitonutriente similar ao indol-3-carbinol (I3C) encontrado nos vegetais crucíferos. O DIM tem benefícios hormonais exclusivos. Ele auxilia na atividade das enzimas que melhoram o metabolismo de estrogênio, aumentando o nível de 2-hidroxiestrona, ou seja, do estrogênio bom. Quando tomado como parte de uma dieta saudável, o DIM ajuda a aliviar os sintomas da TPM e também atua na perda de gordura e no metabolismo do estrogênio saudável.

Em homens, o DIM também ajuda no metabolismo, permitindo assim uma atividade maior da testosterona. Homens que tomam suplementos de DIM terão benefícios bioquímicos, pois o DIM ajuda a manter a proporção ideal entre testosterona e estrogênio.

✓ MULHERES DEVEM TOMAR 200MG DE DIM POR DIA; HOMENS DEVEM INGERIR 400MG DIARIAMENTE.

Vitaminas do Complexo B

As vitaminas do complexo B — B_1, B_2, B_3, B_5, B_6, B_{12} e ácido fólico — ajudam muito na desintoxicação do estrogênio. Por outro lado, se você tem deficiência das vitaminas B, apresentará nível mais alto de estrogênio circulante. A essa altura, você já sabe que o aumento no nível de estrogênio leva a dominância estrogênica — e a dominância estrogênica certamente causará ganho de peso e incapacidade de se livrar dele.

As vitaminas do complexo B também têm impacto na atividade de estrogênio nos receptores hormonais no nível celular. Estudos clínicos mostraram que nível alto de B_6 intracelular (isto é, dentro da célula) pode diminuir a resposta de ligação ao receptor de hormônio de estrogênio. O que acontece no nível celular é parecido com a dança das cadeiras: se a música parar e o B_6 sentar na "cadeira do estrogênio", a molécula de estrogênio sai do jogo.

✓ COMO AS VITAMINAS DO COMPLEXO B TRABALHAM JUNTAS PARA REALIZAR ESSAS TAREFAS VITAIS NO NÍVEL CELULAR, VOCÊ DEVERÁ TOMAR COMPLEXO DE VITAMINAS B, NÃO APENAS UMA OU DUAS DAS VITAMINAS B. Deve-se tomar um complexo B que tenha de 50-100mg de tiamina (B_1), riboflavina (B_2), niacina (B_3), ácido pantotênico (B_5) e B_6 (vitamina solúvel em água que existe em três formas químicas principais: piridoxina, piridoxal e piridoxamina), junto ao PABA, colina, inositol, 50 microgramas (mcg) de vitamina B_{12} e 400mcg de ácido fólico.

Vitamina E

Pesquisadores estudam há anos os efeitos da vitamina E na redução dos problemas da menopausa, e a maioria deles confirmou que a vitamina E é útil nesse sentido. A vitamina E reduz, também comprovadamente, a dor e a sensibilidade excessiva nos seios, bem como nervosismo, depressão, dor de cabeça, fadiga e insônia relacionadas à TPM. Pesquisas mais recentes indicam que níveis baixos de vitamina E estão associados à dominância estrogênica. Além do mais, descobriu-se que a deficiência de vitamina E inibe a desintoxicação do estrogênio.

✓ TOMAR 400IU (10MCG) DE VITAMINA E POR DIA.

Combinação de cálcio e magnésio

A maior parte das pessoas acha difícil obter os 1.200 a 1.500mg de cálcio recomendados por dia a partir da alimentação. O consumo de cálcio deve, portanto, ser suplementado com uma combinação de suplementos de cálcio e magnésio. O tipo certo de gordura é necessário para a disponibilidade de cálcio nos tecidos moles e para auxiliar no aumento do cálcio na corrente sanguínea de modo que os músculos se contraiam adequadamente e mantenham o tônus, os nervos funcionem sem problemas, o sangue coagule quando necessário e os ossos e dentes permaneçam fortes e saudáveis. Mulheres que acreditam obter cálcio suficiente pela alimentação e pelos suplementos podem estar se sabotando se não incluírem porções suficientes dos óleos certos (isto é, azeite extravirgem, óleo de canola ou de semente de linhaça) na alimentação. Além disso, como esta dieta contém o mínimo de produtos animais e de sódio e pouco ou zero açúcar ou cafeína, seu corpo deverá reter melhor o cálcio nutricional e suplementar.

O magnésio é outro elemento que ajuda o corpo a eliminar o excesso de estrogênio. Para mulheres, os níveis de magnésio tendem a cair em certos momentos durante o ciclo menstrual. Essas mudanças nos níveis de magnésio podem alterar a proporção ideal de cálcio e magnésio. Quando esses dois minerais estão num equilíbrio adequado, o corpo absorve e assimila melhor o cálcio do qual precisa e também permite que ele saia dos tecidos e órgãos onde não deve estar.

Sem o magnésio, o cálcio pode não ser utilizado por completo. A subabsorção do cálcio pode causar cólicas menstruais. Como acontece na deficiência de vitamina E, quando o corpo não tem magnésio suficiente para auxiliar a absorção de cálcio, muitas mulheres relatam sintomas de TPM como alterações de humor, fadiga, dores de cabeça e sonolência.

O desejo por chocolate antes da menstruação é um fenômeno que intriga vários médicos. Eles foram incapazes de explicar por que algumas mulheres sentem esse desejo de comer muito chocolate logo antes da menstruação, embora em outros momentos do mês a vontade de comer chocolate não seja tão forte. A relação entre chocolate e TPM faz muito sentido porque o chocolate tem alto nível de magnésio.

Manter o equilíbrio entre o cálcio e o magnésio é fundamental para o bom funcionamento físico e para manter o equilíbrio hormonal ideal.

✓ VOCÊ DEVERÁ TOMAR UM SUPLEMENTO DE CÁLCIO-MAGNÉSIO QUE CONTENHA UMA PROPORÇÃO DE DUAS PARTES DE CÁLCIO (1.500MG) PARA UMA PARTE DE MAGNÉSIO (750MG).

7-ceto-desidroepiandrosterona (DHEA)

A desidroepiandrosterona (DHEA) é um dos hormônios produzidos pelas glândulas suprarrenais. Depois de ser secretado por elas, o DHEA circula na corrente sanguínea como sulfato DHEA (S-DHEA) e é transformado em outros hormônios, conforme necessário. Por ser um precursor da testosterona, ele pode ajudar a construir músculos. É raro uma pessoa abaixo dos 35 ou 40 anos de idade ter baixo nível de DHEA. À medida que envelhecemos, contudo, a produção desse hormônio diminui, por isso as pessoas acima dos 40 anos podem definitivamente apresentar deficiência de DHEA.

Embora muitos entusiastas do antienvelhecimento estejam familiarizados com o DHEA, poucos provavelmente estão cientes do seu metabólito, o 7-ceto DHEA, que aumenta a função imune de forma segura e ajuda a reduzir a gordura corporal. O termo *7-ceto DHEA*, na verdade, é o nome fantasia para o composto químico 3-acetil-7-desidroepiandrosterona. Os níveis de DHEA e 7-ceto DHEA no sangue humano tendem a aumentar e diminuir em um padrão similar de acordo com a idade: aumenta até por volta dos 20 anos, começa a diminuir nos 30 e continua a diminuir até estarem reduzidos em cerca de 50% aos 50 anos de idade. Segundo estudos clínicos, à medida que os níveis de 7-ceto DHEA diminuem na meia-idade, o peso corporal tende a aumentar.

A perda de peso é estimulada pelo 7-ceto DHEA através de um processo chamado *termogênese* — a criação de calor na célula. Quanto maior a termogênese, maior a taxa metabólica e mais gordura é literalmente queimada na forma de energia. Estudos também demonstraram que o 7-ceto DHEA não se acumula no corpo ao longo do tempo e nem tem efeitos colaterais.

A suplementação com o 7-ceto DHEA é significativamente benéfica para aumentar a taxa pela qual o corpo converte a gordura armazenada em energia. Como o 7-ceto DHEA é um metabólito de hormônio natural, ele beneficia o corpo de duas formas: ajuda a restaurar o equilíbrio hormonal e também trabalha internamente para derreter aqueles quilinhos indesejados.

✓ TOMAR 100MG DE 7-CETO DHEA POR DIA, UMA CÁPSULA DE MANHÃ.

Quitosana

A quitosana, que é processada a partir das cascas de crustáceos como camarão, lagosta e caranguejo, age como uma superfibra. Sua ação cria uma sensação de saciedade, servindo portanto para suprimir o apetite. Além disso, as características de superfibra da quitosana fomentam um processo natural de limpeza, que é vital para a perda de peso.

A quitosana também é capaz de absorver de seis a dez vezes o seu peso em gordura e óleos e, em seguida, transforma as moléculas de gordura numa forma incapaz de ser absorvida pelo corpo humano. Como a quitosana faz com que menos gordura entre no corpo, é preciso usar a gordura armazenada anteriormente para obter energia. O resultado disso é a perda de peso.

✓ TOMAR DE 750MG A 1G DE QUITOSANA TRÊS VEZES AO DIA COM AS REFEIÇÕES.

PARTE 3

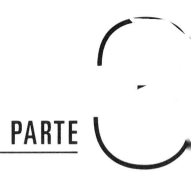

MANTER O *tanquinho* PARA TODA A VIDA

Você acha que não vai conseguir organizar as três fases — dieta, progesterona e suplementos — numa estrutura fácil que possa usar todos os dias? Esta seção mostra como integrar as fases na sua vida diária e fazer escolhas adequadas para a saúde dos seus hormônios e que ajudem a cumprir o objetivo de perder peso.

O medo de uma recaída de ganho de peso é comum em pessoas que seguem este plano de três etapas e finalmente se livram dos quilinhos extras na região da cintura. A boa notícia é que este medo quase sempre é infundado. Anos se passam e quem segue este plano mantém alegremente o peso e o tamanho de cintura desejados.

Por que este plano funciona para toda a vida quando outras dietas têm períodos curtos de perda de peso seguidos de recaídas permanentes? Porque ela é muito mais que uma dieta: é um plano de vida positivo e saudável. O estresse e o estilo de vida inadequado podem sabotar o equilíbrio hormonal e, portanto, a perda de peso a longo prazo.

Esta seção oferece uma estrutura simples que pode ser colocada em prática todos os dias para manter o peso a longo prazo. Explicamos como fazer escolhas saudáveis em quatro áreas principais que afetam os hormônios e o peso: gerenciar o estresse, dormir o suficiente, manter-se ativo e melhorar o funcionamento das glândulas suprarrenais. Por fim, terminamos com uma série de receitas deliciosas que você pode saborear, mantendo o objetivo de perder peso.

Manter o peso no mundo real

6

As dietas da moda vêm e vão. Infelizmente, o mesmo acontece com os quilinhos indesejados. Para sua felicidade, este plano oferece uma alternativa segura e eficaz ao efeito ioiô causado por algumas dietas. Seguindo o plano de três fases, você passará do *pneuzinho* ao *tanquinho* e descobrirá uma abordagem que vale para a vida inteira a fim de manter os hormônios equilibrados e a cintura esbelta.

- Mantenha o creme de progesterona bioidêntica e os suplementos ao lado de sua escova de dente. Assim, ficará mais fácil adicioná-lo à rotina diária.
- Faça uma lista antes de ir ao mercado e sempre faça compras de estômago cheio. Se você for ao mercado com fome, provavelmente cairá na tentação das comidas com alto teor de gordura ou calorias.
- Faça três refeições por dia e *nunca* pule o café da manhã. Se não tomar café da manhã, seu metabolismo ficará mais lento para compensar a falta de novas calorias. Além disso, você terá mais chances de apresentar falta de disposição e desejos por comida ao longo do dia.
- Coma devagar. O estômago leva 20 minutos para dizer ao cérebro que está cheio. Tente colocar o talher ao lado do prato

entre uma garfada e outra e beba um copo d'água. Isso vai ajudar você a comer mais devagar.
- Não coma assistindo tevê; quando sua atenção está em outro lugar, aumenta a oportunidade para comer demais.
- Evite *fast-food*, mas quando não tiver outra escolha, compre um "sanduíche" de frango grelhado sem pão e sem maionese. A maioria das redes de *fast-food* agora oferece algum tipo de salada ou frutas. Não coma o molho. Em vez disso, tempere com suco de limão.
- Quando comer fora de casa, evite *croûtons* e peça molho de salada com baixo teor de gordura; tempere moderadamente.
- Quando comer fora, peça também uma porção dupla de brócolis ou aspargos e tempere com suco de limão para substituir o acompanhamento de batata amanteigada ou arroz.
- Mantenha uma grande tigela de brócolis e couve-flor pronta para cozinhar ou servir de petisco.
- Embora o cardápio diário contenha apenas um lanche da tarde, se você ficar com fome entre o café da manhã e o almoço, coma outro lanche recomendado.
- Tente jantar antes das 19 horas e depois não coma mais até o café da manhã. Beba água com limão até a hora de dormir.
- Mantenha pequenas porções de cenoura e aipo picados e também de frutas secas na geladeira. Use-os para fazer lanches rápidos quando estiver na rua.
- Mantenha um registro semanal de peso e um diário de dieta (ver o Apêndice A). Registre o peso, os sintomas de desequilíbrio hormonal, o nível de estresse e os padrões de exercícios físicos. Meça a circunferência da cintura uma vez ao mês.

Lembre-se de que as escolhas feitas a cada minuto de cada dia trabalham contra você ou a seu favor. Infelizmente, as pessoas sabotam os esforços para perder peso sem querer. Existem quatro sabotadores ocultos capazes de afetar o seu peso: estresse, falta de sono, inatividade física e suplementação insuficiente.

Estresse e hormônios

Embora o excesso de estrogênio seja o principal culpado pelo ganho de peso, o estresse afeta a produção de cinco outros hormônios que podem influenciar o metabolismo, o apetite e o desejo por comida. Três destes cinco hormônios são produzidos pelas glândulas suprarrenais, que têm o tamanho de uma noz e ficam acima de cada um dos rins. São eles: adrenalina, cortisol e desidroepiandrosterona (DHEA). Os outros dois hormônios, grelina e leptina, são produzidos por uma pequena área no meio do cérebro, o hipotálamo. Se o estresse mexeu com o equilíbrio de um ou mais desses hormônios, você terá fome sempre e nunca se sentirá satisfeito, não importa o quanto você coma. O resultado é mais gordura armazenada na região da cintura.

De acordo com Tene T. Lewis, psicólogo e pesquisador-chefe do Rush University Medical Center em Chicago, as pressões de uma vida ocupada podem estimular alguns organismos a guardar mais gordura. A equipe de pesquisadores do Dr. Lewis descobriu que quanto maior o número de estressores relatados, mais peso foi adquirido ao longo de quatro anos. Este ganho não poderia ser atribuído a outras variáveis, como dieta ou exercícios físicos.

O que são os estressores na vida? A lista de fatores causadores de estresse citada pelos pacientes contém os seguintes itens: gerenciar a vida diária, equilibrar trabalho e família, ser suspenso ou demitido do trabalho, ter preocupações financeiras, perder alguém da família, divorciar-se e lidar com filhos difíceis, adolescentes rebeldes ou o envelhecimento dos pais. Você consegue se identificar com essas situações?

Como o estresse afeta os níveis hormonais? Quando o cérebro percebe algum tipo de perigo, ele sinaliza para as glândulas suprarrenais injetarem mais adrenalina, também conhecida como hormônio da "luta ou fuga". O súbito aumento de adrenalina é um sinal para que as células adiposas liberem energia rapidamente. Essa elevação rápida de energia estimula a luta. Quando o corpo está fora de perigo, o cérebro continua a sinalizar para as glândulas suprarrenais que há necessidade temporária de manter a taxa de adrenalina elevada. Esse nível mais alto que o normal causa aumento de apetite, estimulando o corpo a consumir mais calorias e reabastecer os depósitos de gordura. Em situações de estresse agudo (a curto prazo), o nível de adrenalina voltará ao normal quando o apetite imediato for satisfeito.

Esse fenômeno de estimulação hormonal que ocorre entre o cérebro e o corpo atendeu muito bem aos seres humanos quando eles precisavam evitar perigos imediatos como ser devorado por lobos ou morto por exércitos invasores. Hoje, porém, o indivíduo contemporâneo não está frequentemente sujeito a tais perigos imediatos.

Os causadores de estresse contemporâneos, como se preocupar com os financiamentos, fazer o trabalho de três pessoas, lidar com um casamento infeliz ou enfrentar constantes problemas com os filhos, tendem a atuar mais no longo prazo. Um causador de estresse pode ser considerado crônico se persistir por três meses ou mais. Em vez de bombear mais adrenalina, as glândulas suprarrenais respondem ao estresse crônico secretando mais cortisol. Como o estresse crônico é contínuo, o nível de cortisol não diminui até que o estresse termine ou que as glândulas suprarrenais fiquem exaustas.

A taxa constantemente elevada de cortisol pode causar o caos no corpo ao longo do tempo, destruindo músculos e ossos saudáveis, diminuindo o processo normal de regeneração celular e cura, esgotando os elementos bioquímicos necessários para criar outros hormônios vitais, prejudicando a digestão, embotando os processos mentais, interferindo na função endócrina normal e enfraquecendo o sistema imunológico. Se você estiver extremamente estressado, o alto nível de cortisol também comprometerá o metabolismo e criará mais quilos em sua cintura.

Além disso, quando as suprarrenais trabalham em excesso e se esforçam constantemente para manter a taxa de cortisol alta, elas perdem a capacidade de produzir DHEA em quantidade suficiente. O DHEA é necessário para moderar o equilíbrio hormonal do corpo. Quando produzido em nível ideal, ele ajuda na perda de gordura corporal. Estudos clínicos do tipo duplo-cego descobriram que 100 mg diários de DHEA são eficazes para diminuir a gordura corporal em homens idosos. Por sua vez, quando o índice de DHEA é insuficiente, fica mais difícil diminuir a gordura corporal.

Recentemente, uma paciente chamada Shirley queixou-se em meu consultório por ter ganhado seis quilos nos últimos nove meses. Ela disse que não ficaria triste se pudesse espalhar alguns desses quilos pelas suas "pernas-palito", braços ou tórax. O problema era que todos os seis quilos estavam na região da cintura.

Segundo a própria Shirley, nos últimos 18 meses ela havia comprado uma casa nova, mudado para o outro lado da cidade, longe da igreja e da escola que lhe eram familiares e tinha sofrido a perda precoce de um grande amigo de infância. Não havia dúvidas de que a combinação entre dominância estrogênica, níveis elevados de cortisol e índice insuficiente de DHEA contribuiu para o acúmulo de quilos na região da cintura.

Expliquei a ela que a dominância estrogênica pode causar ganho de peso e inchaço e que o tecido abdominal profundo tem até quatro vezes mais receptores de cortisol do que qualquer outra área do corpo. Quando o corpo está sob estresse, as células do abdômen são as que respondem mais agressivamente à elevação no nível de cortisol. O resultado disso é um aumento bioquimicamente dirigido no pneuzinho.

Seis meses após a primeira consulta, Shirley retornou e relatou o seguinte:

> *Quando me consultei pela primeira vez e reclamei que tinha me tornado um ímã de gordura, você recomendou um regime composto de creme de progesterona bioidêntica, alimentos e suplementos para ajudar o equilíbrio hormonal e a prática de relaxamento consciente três vezes ao dia. Aceitei sua abordagem para eliminar minha dominância estrogênica, mas pensei que toda a ideia de desestressar para ajudar o equilíbrio hormonal era balela, então deixei essa parte de lado.*
>
> *Em dois meses, perdi 3,6 quilos e estava animada. Nos dois meses seguintes, não houve mais perda de peso. Fiquei desestimulada, mas lembrei o que você tinha dito sobre como o estresse pode sabotar o equilíbrio hormonal, então decidi dar uma chance ao relaxamento. Comecei a praticar a respiração consciente toda vez que parava num sinal vermelho. Além disso, reservei 10 minutos toda manhã para simplesmente ficar sentada, quieta, imaginando que estava na praia. Em quatro semanas, os últimos três quilos que eu precisava perder simplesmente desapareceram.*

Qual o tamanho do seu estresse?

A lista mostrada na Tabela 4 é uma adaptação do trabalho de Thomas H. Holmes e Richard H. Rahe, especialistas em saúde mental; ela é muito útil para você formar um retrato do seu nível geral de estresse.

Observe que cada evento gerador de estresse recebeu uma unidade de mudança de vida (UMV). Para quantificar o índice de estresse, primeiro circule todas as situações que você viveu nos últimos 12 meses. Depois, some as UMVs correspondentes. Quando chegar ao total de UMVs, encontre a categoria correspondente a seu nível de estresse. Por fim, leia como seu índice de estresse está associado ao desequilíbrio hormonal.

Tabela 4. Eventos que induzem o estresse

Evento	UMV	Evento	UMV
Morte de cônjuge	100	Filhos saindo de casa	29
Divórcio	73	Problemas com adolescentes rebeldes	29
Separação conjugal	65	Grande conquista pessoal	28
Período na prisão	63	Cônjuge começa ou para de trabalhar	26
Morte de membro da família	63	Início ou término dos estudos	26
Lesão ou doença pessoal	53	Mudança nas condições de vida	25
Casamento	50	Revisão de hábitos pessoais	24
Demissão	47	(roupas, jeito de ser, amigos)	
Reconciliação com cônjuge	45	Problemas com o chefe	23
Aposentadoria	45	Mudança de horário ou	20
Problemas na saúde de membro da família	44	condições de trabalho	
Doença ou mudança na necessidade de	40	Mudança de residência	20
cuidado de um dos pais		Mudança de escola	20
Dificuldades sexuais	39	Mudança nas atividades de lazer	19
Entrada de novo integrante na família	39	Mudança nas atividades religiosas	19
Grande mudança no trabalho	39	Mudança nas atividades sociais	18
Grande mudança no status	38	Financiamento ou empréstimo	17
financeiro		abaixo de US$ 15.000	
Morte de um amigo	37	Mudança no padrão de sono	16
Mudança de profissão	36	Mudança na quantidade de reuniões	15
Alteração na frequência de brigas com	35	familiares	
cônjuge		Mudança nos hábitos alimentares	15
Empréstimo acima de US$ 15.000	31	Férias	13
		Natal	12
Inadimplência em financiamento ou hipoteca	30	Pequena violação da lei	11
Grande mudança de responsabilidade no	29		
trabalho		Pontuação Total de UMVs: _____	

Veja o que sua pontuação total de UMVs revela:

- Se o total for de 0-150: No momento, seu nível de estresse é baixo. A chance de o estresse desencadear um desequilíbrio hormonal também é baixa. Parabéns!
- Se o total for de 150-300: Você está no limite do estresse alto. Seu risco de desequilíbrio hormonal relacionado ao estresse é moderado.
- Se o total for maior que 300: Perigo! Você tem um alto nível de estresse. Sua chance de ter um desequilíbrio hormonal relacionado ao estresse é significativa.

Como a vida de uma pessoa comum é cheia de responsabilidades e complicações, não faz sentido pensar que seja possível eliminar completamente o estresse. Existem, contudo, ferramentas e estratégias que podem ajudá-lo a lidar melhor com ele no dia a dia. O gerenciamento proativo do estresse vem se mostrando capaz de diminuir a suscetibilidade do corpo ao aumento de hormônios suprarrenais do tipo "luta ou fuga".

Hábito saudável para os hormônios: derrote o estresse

Embora desestressar faça parte da receita para restaurar e manter o equilíbrio hormonal, reservar tempo para você mesmo será um dos seus maiores desafios. Experimente várias abordagens para determinar quais consideraria melhores para você.

Respire

Uma resposta comum à vida apressada e fragmentada é a tensão física no corpo e a respiração ofegante realizada pelo tórax. O simples ato de fazer um esforço consciente para respirar de forma mais profunda e lenta pode gerar o relaxamento necessário para neutralizar sua resposta automática ao estresse.

Tente reservar cinco minutos três vezes ao dia para fechar a porta, desligar o telefone e concentrar-se apenas em inspirar e expirar. Algumas pessoas fazem isso melhor quando estão naturalmente isoladas; no carro, ou no banheiro, por exemplo. Tente a técnica a seguir:

- Ponha a mão abaixo do umbigo e concentre-se em mover a respiração para cima e para baixo ao longo da barriga em vez de respirar pelo tórax.
- Respire pelo nariz, contando mentalmente até quatro.
- Prenda a respiração, contando mentalmente até três.
- Expire pela boca.

Escolha alguma interrupção do dia a dia que você considere chata e "reprograme-a" como um momento para dar uma pausa e respirar com mais consciência. Sinais vermelhos, avisos de e-mails e ficar na espera durante uma ligação telefônica podem servir para esse fim.

Medite

A maioria das pessoas tem a mente ocupada mesmo quando os corpos estão parados. Ao usar a meditação como relaxamento, você volta sua atenção para dentro, concentrando-se num pensamento positivo, oração ou imagem repetitiva a fim de reduzir a reatividade de seus pensamentos.

Alguns pacientes me disseram que meditam repetindo um mantra de amor ou paz a cada expiração; outros recitam uma oração memorizada; eu, pessoalmente, imagino que estou na beira da praia ouvindo a maré e o fluxo das ondas. Recomendo que você desenvolva sua própria meditação para ajudar seu corpo e sua mente a se aquietarem de modo que esse esforço gere um estado de descanso mental e psicológico.

Comece reservando 10 minutos por dia para meditar. Faça o possível para achar um local calmo onde você não será incomodado. É possível meditar em qualquer posição mas a melhor maneira é sentar com as costas livres ou em uma cadeira confortável. Para ajudar a relaxar por completo e eliminar a necessidade de olhar o relógio, programe um *timer* ou alarme suave.

Visualize

Um psicólogo que conheço bem indica uma técnica divertida para reduzir a reação a pessoas estressantes. Sempre que estiver perto de alguém que o deixe tenso ou ansioso, você deverá visualizar o rosto daquela pessoa no corpo de um camundongo com orelhas bem grandes. Depois, imagine que você está pegando uma grande vassoura para espantar o rato de forma firme e eficaz.

Outra técnica de visualização consiste em imaginar que seu estresse tenha uma forma e ficou grudado como um chiclete na sola do seu sapato. Imagine-se retirando o sapato, arrancando o estresse e jogando-o no lixo. O objetivo é criar a imagem do estresse como algo do qual você pode se livrar.

Por fim, feche os olhos e transporte-se para uma viagem ao lugar mais tranquilo em que você já esteve ou leu a respeito. Imagine como o ar bate em sua pele ou o quanto sua mente está descansada enquanto você está lá. Quando voltar ao ambiente real, provavelmente você se sentirá renovado graças a essas breves férias mentais.

Distúrbios do sono e os hormônios

O estresse pode fazer com que você role na cama durante toda a noite. A insônia causada pelo estresse pode afetar dois hormônios que estimulam e controlam o apetite: grelina, que circula pelo corpo quando você está com fome, e leptina, que diz que você está satisfeito e pode parar de comer.

No estudo de longo prazo do Wisconsin Sleep Cohort, homens e mulheres que dormiam oito horas por noite foram comparados aos que dormiam cinco horas ou menos. Segundo as descobertas, os que dormiam cinco horas ou menos tinham um nível 15% mais alto de grelina, o hormônio que indica a fome, e um nível 16% mais baixo de leptina, o hormônio que indica a saciedade.

De acordo com Peter Kilpton, jornalista de saúde e autor de *Less Sleep Can Equal More Weight*, quando você não dorme, afeta a produção de grelina e leptina, e não é de forma positiva. Pesquisadores concluíram que o déficit de sono leva ao aumento no nível de grelina. Se não estiver dormindo o suficiente, o corpo responde fazendo com que você sinta mais fome. Além disso, quando comer, vai levar mais tempo para se sentir saciado. Isso acontece porque a quantidade de leptina no seu organismo diminuiu. A combinação de aumento na grelina (fazendo você ficar constantemente com fome) e queda na leptina (dizendo que você ainda não está saciado) causará o caos em sua barriga.

Hábito saudável para os hormônios: cochilar e relaxar

Evidências médicas substanciais indicam a existência de uma forte relação entre sono e peso. De acordo com pesquisadores, o quanto você dorme e também a qualidade do seu sono podem orquestrar silenciosamente uma sinfonia de atividades hormonais relacionadas a seu apetite.

De acordo com Michael Breus, integrante do corpo docente da Atlanta School of Sleep Medicine [Escola de Medicina do Sono de Atlanta] e diretor do Sleep Disorders Centers of Southeastern

Lung Care [Centros de Distúrbios do Sono e Cuidados Pulmonares do Sudeste] em Atlanta, a falta de sono diminui o índice de leptina, fazendo com que você não fique saciado depois de comer. Além disso, dormir pouco aumenta o nível de grelina, estimulando o apetite e levando você a querer mais comida.

Como a dominância estrogênica frequentemente causa insônia ou sono intermitente como resultado dos calores e suores noturnos, usar o creme de progesterona bioidêntica e comer alimentos a fim de reduzir a carga de estrogênio devem ajudar a criar um padrão de sono saudável. Contudo, você ainda terá de decidir parar o que estiver fazendo e ir dormir cedo o bastante de modo a ter oito horas de sono.

Inatividade física e os hormônios

Vários estudos nas últimas décadas confirmaram que a atividade física tem efeito positivo na longevidade e na mortalidade e que o sedentarismo está associado a um aumento no risco de doenças e deficiências. Praticar atividade física regularmente ajuda a controlar a produção de cortisol, evitando que a elevação do índice de cortisol contribua tanto para a sensação constante de ansiedade quanto para uma cintura cada vez maior.

Hábito saudável para os hormônios: dê um jeito de se mexer

Para se comprometer com um programa regular de boa forma, é preciso definir objetivos possíveis de alcançar. Se você não faz exercícios, comece planejando apenas se mexer de 30 a 40 minutos por dia. Faça algo de que goste: caminhe, dance, ande de bicicleta, nade, pratique ioga, faça aula de aeróbica ou pule corda. Isso pode parecer cruel, mas *se você está ocupado demais para praticar exercícios todos os dias, então você está ocupado morrendo um pouco a cada dia.*

Dando uma força às glândulas suprarrenais

As glândulas suprarrenais são o local do corpo que mais sofre com os danos causados pelo estresse. Certos suplementos podem alimentar as glândulas suprarrenais esgotadas e ao mesmo tempo estimular as secreções do córtex das suprarrenais, que ajudam a manter o equilíbrio hormonal ideal.

Além dos suplementos descritos no Capítulo 5, projetei uma fórmula chamada *Força para a Suprarrenal* a fim de aumentar a disposição como um todo. Ela é útil para quem está sob estresse porque auxilia as glândulas responsáveis pelo fluxo de energia. Qualquer pessoa cujo sistema suprarrenal esteja deprimido pelo estresse também deverá tomar 7-ceto-DHEA.

Os ingredientes da fórmula *Força para a Suprarrenal* são: vitamina C, vitamina B_6, ácido pantotênico, raiz de alcaçuz sem glicirricina, raiz de inhame selvagem mexicano, fruto da esquizandra (magnólia-chinesa), raiz de *Eleutherococcus senticosus*, folha de urtiga, trimetilglicina, celulose especial, sílica natural, estearato vegetal e estearato de magnésio. Recomendo às pessoas que enfrentam estresse crônico (de longo prazo) tomarem, quando necessário, duas cápsulas diariamente: de manhã e à noite.

Contudo, você não deverá tomar a *Força para a Suprarrenal* se sofrer de hipertensão, pois a raiz de alcaçuz poderá elevar a pressão sanguínea.

Em resumo, não é preciso deixar o estresse e/ou escolhas inadequadas do estilo de vida abalarem seu equilíbrio hormonal. Um regime proativo de cuidado com sua saúde é a melhor maneira de dizimar esses sabotadores de perda de peso que se escondem pelos cantos da vida diária. Mesmo que a maioria de nós não possa tirar uma semana por mês só para relaxar, nem tenha condições de pagar uma doméstica, motorista ou cozinheira em tempo integral, podemos fazer pequenos (e gratuitos) ajustes na vida diária a fim de gerenciar o estresse, apreciar uma boa noite de sono, fazer algum exercício físico e reabilitar um sistema suprarrenal exausto.

O equilíbrio hormonal é um processo, não um estado fixo. O que funciona para equilibrar seus hormônios aos 30 anos e início dos 40 pode não funcionar no fim dos 40 e início dos 50 anos. A produção hormonal mudará e diminuirá com a idade.

Cerca de 80% das mulheres e homens jamais precisarão de nada além de progesterona bioidêntica vendida sem receita médica, nosso regime recomendado de alimentos e suplementos e a prática de hábitos de vida saudáveis para os hormônios. Porém, com a idade, aproximadamente 20% das mulheres e dos homens sofrerão um declínio na produção de estrogênio e/ou testosterona que exigirá tratamento. Eles precisarão de ajuda de um médico bem-informado e de um farmacêutico de manipulação. Para quem já está num regime amplo de reposição com hormônios bioidênticos, será fundamental seguir a dieta e tomar os suplementos a fim de perder o pneuzinho e mantê-lo longe para sempre.

A REGRA DO 80-20　　　　　7

Neste capítulo apresento a regra do 80-20 da terapia de reposição com hormônios bioidênticos (TRHB) e do gerenciamento de peso a longo prazo. Aproximadamente 80% dos homens e das mulheres descobrem que precisam apenas do creme de progesterona comprado sem receita, combinado com alimentos e suplementos que ajudam no equilíbrio hormonal para acabar com os quilinhos indesejados e mantê-los bem longe. Contudo, para os outros 20%, o peso a mais começa a voltar sorrateiramente e eles percebem que precisam de um pouco mais de ajuda.

Como você vai saber se é um entre os 20% que precisam de ajuda extra em termos de hormônios bioidênticos? Seu corpo vai dizer. Geralmente, isso acontecerá ao fim dos 40 ou início dos 50 anos.

Pam era minha paciente havia 12 anos. Quando ela se consultou pela primeira vez, aos 39 anos, ela estava 11 quilos acima do peso e sentia dores de cabeça constantes, fadiga e inchaço. Após seguir o plano de três fases por apenas um mês, seus sintomas desapareceram. Ela perdeu o peso extra em quatro meses e, ao continuar no plano, manteve os quilos bem longe. Depois, já aos 51 anos, Pam retornou ao consultório para seu exame anual, e ela não estava feliz.

"O que aconteceu com seu creme de progesterona bioidêntica?", ela perguntou. "Continuo comendo todos os alimentos para reduzir a carga de estrogênio e tomando os suplementos, mas engordei oito quilos em nove meses. Deve ter havido alguma mudança no seu creme!"

Pam reclamava de suores noturnos e calores. Ela também disse que não menstruava havia 11 meses. Quando uma mulher não menstrua por 12 meses, ela está oficialmente na menopausa. Pam estava no limite, e a produção de seus outros hormônios sexuais tinha diminuído a ponto de necessitar de ajuda adicional. O creme de progesterona não mudou, mas o equilíbrio entre os outros hormônios dela, sim.

Um tamanho não serve para todos

Conforme mostrado no capítulo anterior, o equilíbrio hormonal é um processo, não um estado fixo. Embora a produção de progesterona seja a primeira a diminuir nas mulheres, a produção de estrogênio e testosterona também diminui com a idade. Por isso, a reposição hormonal que funciona para você hoje pode não funcionar daqui a cinco anos.

Como você vai saber se é um dos 20% que também precisam de tratamento para a mudança na produção de estrogênio e testosterona? Se os sintomas de desequilíbrio hormonal persistirem ou retornarem quando você estiver num regime que inclua creme de progesterona bioidêntica, alimentos e suplementos para auxiliar na harmonia hormonal, então o equilíbrio de seus outros hormônios também mudou e vai exigir atenção.

As mulheres com 30 ou 40 anos que entram em menopausa não natural e abrupta como resultado de histerectomia completa devem ser conduzidas a um regime completo de reposição com hormônios bioidênticos. À medida que envelhecem, algumas mulheres passam pela menopausa natural apenas com a ajuda do plano de três fases. Já outras apresentam uma intensificação dos sintomas que exige suplementação adicional de hormônios. No caso dos homens, se eles sentirem a diminuição progressiva na libido ao final dos 40 anos e início dos 50, deverão interagir com um médico para determinar se precisam fazer reposição com testosterona bioidêntica.

Quando é preciso consultar um médico

Um médico terá de pedir um exame de saliva ou de sangue para analisar todos os seus níveis de hormônios. Quando o médico tiver determinado quais hormônios estão deficientes, poderá receitar uma fórmula de TRHB para tratar de suas necessidades específicas.

Pacientes de todo o mundo vêm ao meu consultório porque nem sempre é fácil encontrar um médico com experiência em diagnosticar desequilíbrio hormonal e que use a TRHB como tratamento preferencial. A TRHB ainda não é ensinada em escolas de medicina e é desconhecida pela maioria dos médicos.

Contudo, desde que o *World Health Institute* começou a detalhar os riscos significativos para a saúde da reposição com hormônios sintéticos, esta tendência está mudando. Nos últimos anos, centenas de médicos participaram de fóruns de educação continuada sobre a TRHB. Na maioria dos casos, esses profissionais foram estimulados pela demanda de seus pacientes por alternativas seguras e eficazes; como resultado, eles tomaram a iniciativa de buscar mais informações sobre a TRHB.

Se você não conhece um médico na sua região que seja especialista em TRHB, pergunte a seu farmacêutico de manipulação (ver próximo item).

Quando é preciso ir a uma farmácia de manipulação

Depois que seu médico determinar os hormônios que estão deficientes, sua receita deverá ser preparada por uma farmácia de manipulação. Embora algumas empresas farmacêuticas já fabriquem doses-padrão de TRHB, é mais comum que o médico prescreva a quantidade exata dos hormônios dos quais seu corpo precisa. Assim, o farmacêutico de manipulação fará a receita individualizada.

Se você nunca levou suas receitas a uma farmácia de manipulação, veja alguns fatos de que você precisa estar a par:

- Todo farmacêutico nos Estados Unidos é licenciado e fiscalizado pelo State Pharmacy Board*.
- Farmacêuticos de manipulação são formados e treinados para fornecer informações sobre a fórmula dos hormônios bioidênticos. Em muitos casos, eles ajudam a informar o médico sobre opções de dosagem e liberação dos medicamentos.

Se você é um dos 20% que usam um plano de TRHB mais abrangente, ainda precisará de ajuda para ganhar a batalha contra a barriga. Lembre-se também de que você jamais deverá usar qualquer forma de terapia com estrogênio, mesmo se for bioidêntico, sem utilizar a progesterona bioidêntica.

---

* No Brasil, a fiscalização e a licença estão sob a responsabilidade do Conselho Regional de Farmácia dos estados. (*N. do T.*)

Se você estiver fazendo qualquer tipo de reposição com estrogênio bioidêntico, poderá achar contraproducente ingerir alimentos e suplementos para reduzir a carga de estrogênio, mas não é o caso. Na verdade, ao consumir alimentos que reduzem a carga de estrogênio e tomar suplementos que ajudam o equilíbrio hormonal como um todo, você poderá influenciar positivamente a forma do estrogênio ser metabolizado pelo corpo.

Os nomes das três fórmulas mais comumente receitadas de estrogênio bioidêntico são: tri-est, bi-est e estradiol. Tri-est é uma mistura dos três estrogênios mostrados anteriormente: estrona (E1), estradiol (E2) e estriol (E3). Bi-est é uma mistura de E2 e E3, enquanto o estradiol é apenas E2. Exatamente como o estrogênio produzido pelos seus ovários, o estrogênio bioidêntico volta para o fígado para ser metabolizado após terminar sua atividade dentro do corpo. No fígado, ele é quebrado em diferentes caminhos enzimáticos. O primeiro — o caminho 2-hidroxi — gera metabólitos de estrogênio "bom". Já o segundo — 16-hidroxi — produz um dos metabólitos "maus" de estrogênio, que resulta num aumento no risco de câncer. O terceiro — o caminho 4-hidroxi — está associado a uma taxa ainda maior de câncer.

Parece óbvio que você deva querer mais estrogênios "bons" do que "maus". Alimentos e suplementos podem influenciar o caminho enzimático que o estrogênio seguirá. Por exemplo, você aprendeu que vegetais crucíferos agem como catalisadores para levar o estrogênio a um caminho benigno de 2-hidroxiestrona, diminuindo assim o nível dos carcinogênicos 2 e 16-alfa-hidroxiestronas, os estrogênios "maus". Além disso, o suplemento de DIM ajuda as enzimas que melhoram o metabolismo de estrogênio, aumentando o nível da 2-hidroxiestrona, o estrogênio "bom".

Se você está num regime mais abrangente de TRHB contendo estrogênio bioidêntico, seguir o plano é essencial. Ao fazer isso, você continuará a reduzir a carga de estrogênio não saudável, ajudará o equilíbrio hormonal como um todo, ficará protegido de cânceres hormônio-dependentes e manterá seu tanquinho para a vida inteira.

COLEÇÃO DE RECEITAS "TANQUINHO PARA TODA A VIDA" 8

PRATOS PRINCIPAIS 136

PRATOS COM VEGETAIS 166

SALADAS, MOLHOS
PARA SALADAS E LANCHES 186

PRATOS PRINCIPAIS

Omelete de aspargos

4 claras de ovo
¼ de colher (chá) de sal
4 gemas de ovo
1 pitada de pimenta
1 xícara de ricota com 1% de gordura
1 ½ colher (sopa) de azeite de oliva extravirgem
6 talos de aspargos com as pontas cortadas e levemente cozidos no vapor

Preaqueça o forno a 175°C. Mexa as claras de ovo até ficarem em neve. Acrescente sal e bata até endurecer. Bata as gemas até ficarem consistentes e com cor de limão amarelo; adicione a pimenta e a ricota e misture bem. Jogue as claras sobre as gemas. Aqueça o azeite numa frigideira de ferro de 25 centímetros, despeje a omelete e frite por aproximadamente 3 minutos até que o fundo fique levemente amarronzado. Acrescente os talos de aspargos e finalize levando ao forno por 15 minutos ou até que uma faca saia limpa quando inserida no centro da omelete. Rende 2 porções.

INFORMAÇÕES NUTRICIONAIS

Quantidade por porção: Calorias: 340 — Calorias da gordura: 190 — Total de gorduras: 21g — Gordura saturada: 6g — Colesterol: 420mg — Sódio: 840mg — Total de carboidratos: 11g — Fibra alimentar: 2g — Açúcar: 7g — Proteínas: 26g — Cálcio: 25% VD

Peixe assado com manjericão

Óleo de cozinha (orgânico) antiaderente
6 filés de peixe (170g)
1 xícara de manjericão fresco e picado
¼ de xícara de azeite de oliva extravirgem
2 colheres (sopa) de alho picado
1 colher (sopa) de suco de limão
Sal e pimenta a gosto
1 limão fatiado

Preaqueça o forno a 175°C. Coloque os filés de peixe numa travessa untada com o óleo de cozinha orgânico antiaderente. Junte manjericão, azeite de oliva, alho e suco de limão numa tigela pequena. Misture bem e espalhe sobre o peixe por igual. Acrescente sal e pimenta. Asse por 20-25 minutos, até que o peixe seja facilmente rompido por um garfo. Decore com fatias de limão antes de servir. Rende 6 porções.

INFORMAÇÕES NUTRICIONAIS
Quantidade por porção: Calorias: 250 — Calorias da gordura: 110 — Total de gorduras: 12g — Gordura saturada: 2,5g — Colesterol: 85mg — Sódio: 90mg — Total de carboidratos: 1g — Fibra alimentar: 0g — Açúcar: 0g — Proteínas: 35g — Cálcio: 4% VD

Feijões-pretos fritos

2 xícaras de feijão-preto
1 tomate médio picado
1 cebola pequena moída
Sal e pimenta a gosto
1 abacate
½ xícara de iogurte natural com baixo teor de gordura
4 wraps de tortilha integral com baixo teor de gordura
2 colheres (sopa) de coentro fresco picado
1 pitada de molho tabasco

Numa frigideira média, doure os feijões com o tomate e a cebola até que os vegetais estejam macios e os feijões, quentes. Acrescente sal e pimenta durante a fritura. Descasque o abacate, faça um purê com um amassador de batatas e misture bem com o iogurte. Tire a mistura de feijão da frigideira e seque. Usando o amassador de batatas, faça um purê com a mistura de feijão e despeje-o uniformemente no centro de cada tortilha, num prato ou travessa. Dobre a tortilha, cubra com 1 colher (sopa) da mistura de iogurte com abacate e salpique com coentro (e uma pitada de molho Tabasco se desejar) antes de servir. Rende 4 porções.

INFORMAÇÕES NUTRICIONAIS

Quantidade por porção: Calorias: 340 — Calorias da gordura: 90 — Total de gorduras: 9g — Gordura saturada: 1g — Colesterol: 0mg — Sódio: 190mg — Total de carboidratos: 51g — Fibra alimentar: 11g — Açúcar: 4g — Proteínas: 14g — Cálcio: 6% VD

Sopa de couve-flor e bacon de peru

- 2 ½ xícaras de cebolas brancas picadas
- 3 colheres (sopa) de azeite de oliva extravirgem
- 2 colheres (chá) de cominho moído
- 1 ½ colheres (chá) de erva-doce moída
- 2 xícaras de arroz integral
- 4 xícaras de água quente
- 5 xícaras de couve-flor picada
- 1 xícara cenoura ralada
- 1 colher (sopa) de sopa de legumes em pó ou 1 cubo de sopa de legumes
- 2 colheres (sopa) de suco de limão fresco
- Sal e pimenta a gosto
- 5 fatias de bacon de peru cozido desfiado

Em uma vasilha grande de sopa, doure a cebola no azeite por 5-10 minutos em fogo médio até ficar transparente. Misture o cominho, a erva-doce e o arroz integral e mexa. Acrescente água quente. Tampe e deixe cozinhar. Adicione a couve-flor, a cenoura e a sopa e cozinhe novamente antes de pôr em fogo brando por 10-15 minutos. Tire do fogo.

Num liquidificador, faça um purê dos legumes e coe até ficar homogêneo. Acrescente suco de limão, sal e pimenta. Volte para a panela de sopa e reaqueça. Cubra com o bacon de peru desfiado pouco antes de servir. Rende 4-8 porções.

INFORMAÇÕES NUTRICIONAIS

Quantidade por porção: Calorias: 310 — Calorias da gordura: 100 — Total de gorduras: 11g — Gordura saturada: 2g — Colesterol: 10mg — Sódio: 420mg — Total de carboidratos: 44g — Fibra alimentar: 7g — Açúcar: 7g — Proteínas: 9g — Cálcio: 6% VD

Bolo de caranguejo com couve-flor

2 xícaras de carne de caranguejo
2 xícaras de purê de couve-flor cozida
1/3 de xícara de aipo moído
1/3 de xícara de cebola moída
1 colher (sopa) de salsa
2 ovos batidos
Azeite de oliva extravirgem ou óleo de semente de uva (para dourar)

Misture todos os ingredientes numa tigela grande, exceto o azeite. Divida em seis porções circulares e deixe na geladeira por pelo menos 1 hora. Doure levemente na frigideira untada com azeite. Rende 6 porções.

INFORMAÇÕES NUTRICIONAIS

Quantidade por porção: Calorias: 160 — Calorias da gordura: 40 — Total de gorduras: 4,5g — Gordura saturada: 1g — Colesterol: 140mg — Sódio: 500mg — Total de carboidratos: 6g — Fibra alimentar: 2g — Açúcar: 2g — Proteínas: 24g — Cálcio: 10% VD

Wrap de alface, frango e aspargos

1 xícara de aspargos lavados e com as pontas cortadas
4 peitos de frango sem pele e sem osso (170g)
2 colheres (sopa) de azeite de oliva extravirgem
1 colher (sopa) de vinagre de arroz
1 colher (sopa) de molho shoyo com baixo teor de sódio
1 colher (chá) de gengibre fresco ralado
½ colher (chá) de casca de laranja ralada
2 colheres (chá) de alho triturado
½ xícara de cenoura ralada
1 cabeça de alface-romana

Pique os aspargos em pedaços de 1cm de comprimento, no máximo. Corte o peito de frango em tiras finas. Misture o azeite de oliva, o vinagre, o molho shoyo, o gengibre, a casca de laranja e o alho numa tigela. Acrescente o frango e os aspargos e deixe na geladeira por 1 hora. Despeje tudo numa frigideira, acrescente a cenoura e doure por 10-12 minutos, até que o frango esteja ao ponto. Coloque uma grande colherada da mistura cozida no centro de cada folha de alface. Enrole como uma tortilha e sirva. Rende 6 porções.

INFORMAÇÕES NUTRICIONAIS
Quantidade por porção: Calorias: 250 — Calorias da gordura: 80 —
Total de gorduras: 9g — Gordura saturada: 2g — Colesterol: 95mg —
Sódio: 190mg — Total de carboidratos: 4g — Fibra alimentar: 1g —
Açúcar: 2g — Proteínas: 36g — Cálcio: 4% VD

Caçarola colorida de peru

1 peito de peru (450g)
1 colher (chá) de sal
½ colher (chá) de pimenta
½ colher (chá) de orégano
½ colher (chá) de alecrim
Azeite de oliva extravirgem
2 xícaras de cenoura ralada crua
2 xícaras de aspargos picados crus
1 pimenta-amarela fatiada
1 lata (430g) de molho de tomate
2 dentes de alho
2 xícaras de espinafre cozido no vapor

Preaqueça o forno a 160ºC. Corte o peru em tiras. Tempere com sal, pimenta, orégano e alecrim, depois doure numa frigideira untada com azeite. Coloque os pedaços numa caçarola levemente untada com azeite. Doure as cenouras, os aspargos e a pimenta-amarela numa frigideira até ficarem macios. Tire do fogo e mexa com o molho de tomate, alho e espinafre. Cubra o frango com essa mistura e espalhe bem. Asse, destampado, por 1 hora. Rende 6 porções.

INFORMAÇÕES NUTRICIONAIS

Quantidade por porção: Calorias: 440 — Calorias da gordura: 20 — Total de gorduras: 2,5g — Gordura saturada: 0,5g — Colesterol: 190mg — Sódio: 980mg — Total de carboidratos: 28g — Fibra alimentar: 6g — Açúcar: 7g — Proteínas: 75g — Cálcio: 25% VD

Fritada favorita de queijo feta

450g de folhas de espinafre lavadas e picadas
9 ovos grandes
2 colheres (sopa) de leite desnatado
1/3 de xícara de queijo parmesão ralado
2 colheres (sopa) de tomates secos picados
Sal e pimenta moída na hora a gosto
1 cebola média picada (cerca de 1 xícara)
1 colher (sopa) de azeite de oliva extravirgem
1 dente de alho grande ralado
85g de queijo feta com baixo teor de gordura

Preaqueça o forno a 200ºC. Cozinhe o espinafre em ¼ de xícara de água em caçarola tampada até murchar (alguns minutos). Enxágue e reserve. Numa tigela, misture os ovos, o leite e o queijo parmesão. Adicione tomates, tempere com sal e pimenta. Reserve.

Numa frigideira que possa ser levada ao forno, doure no azeite a cebola até ficar transparente, cerca de 2 minutos em fogo médio-alto. Acrescente o alho e doure por mais 1 minuto. Acrescente o espinafre cozido e mexa junto à cebola e ao alho. Espalhe a mistura de espinafre igualmente no fundo da frigideira e despeje a mistura com ovo sobre ela. Use uma espátula para levantar a mistura de espinafre ao longo da frigideira para que a de ovo flua por baixo. Salpique com queijo feta.

Quando a mistura estiver quase pronta, leve a frigideira ao forno. Asse por 13-15 minutos, até que a fritada esteja macia e dourada. Retire do forno e deixe esfriar por vários minutos. Rende 5 porções.

INFORMAÇÕES NUTRICIONAIS

Quantidade por porção: Calorias: 250 — Calorias da gordura: 150 — Total de gorduras: 16g — Gordura saturada: 6g — Colesterol: 390mg — Sódio: 540mg — Total de carboidratos: 7g — Fibra alimentar: 3g — Açúcar: 3g — Proteínas: 20g — Cálcio: 25% VD

Peixe ao estilo de Nova Orleans

3 folhas de louro
3 ramos de tomilho fresco ou 1 colher (sopa) de tomilho seco
1 dente de alho
½ colher (chá) de sal
½ colher (chá) de pimenta
1 pitada de pimenta-de-caiena
1,3 kg de peixe de carne branca, como linguado ou garoupa
1 xícara de brócolis picados
1 xícara de tomate picado
½ xícara de cebolinha picada
Azeite de oliva extravirgem
1 limão

Preaqueça o forno a 175°C. Pique as folhas de louro, o tomilho e o alho bem fininhos. Adicione sal, pimenta e a pimenta-de-caiena. Esfregue essa mistura no peixe, por dentro e por fora, e coloque numa assadeira. Doure os brócolis, o tomate e a cebolinha no azeite. Cubra o peixe e asse por 30 minutos. Esprema o limão por cima do peixe antes de servir. Rende 6 porções.

INFORMAÇÕES NUTRICIONAIS
Quantidade por porção: Calorias: 220 — Calorias da gordura: 25 — Total de gorduras: 3g — Gordura saturada: 0,5g — Colesterol: 110mg — Sódio: 390mg — Total de carboidratos: 4g — Fibra alimentar: 1g — Açúcar: 1g — Proteínas: 43g — Cálcio: 6% VD

Grão-de-bico com alho e macarrão

1 lata (450g) de grão-de-bico (feijão-garbanzo)
1 lata de molho de tomate com manjericão
1 xícara de brócolis picados cozidos no vapor
3 colheres (sopa) de alho picado
1 xícara de água
½ colher (chá) de azeite extravirgem
Sal e pimenta a gosto
1 xícara de macarrão integral cru

Numa tigela grande, misture o grão-de-bico, o tomate, os brócolis e o alho. Acrescente água, azeite, sal e pimenta num pote maior e ferva. Adicione o macarrão e cozinhe de acordo com as recomendações da embalagem. Retire o macarrão, escorra e junte à mistura de grão-de-bico. Sirva imediatamente. Rende 6 porções.

INFORMAÇÕES NUTRICIONAIS

Quantidade por porção: Calorias: 210 — Calorias da gordura: 25 — Total de gorduras: 2,5g — Gordura saturada: 0g — Colesterol: 0mg — Sódio: 135mg — Total de carboidratos: 39g — Fibra alimentar: 9g — Açúcar: 6g — Proteínas: 11g — Cálcio: 6% VD

Peixe grelhado com marinado de cítricos

¼ de xícara de azeite de oliva extravirgem
2 colheres (sopa) de suco de toranja
3 colheres (sopa) de suco de lima-da-pérsia
Sal e pimenta a gosto
4 filés de peixe (170g)

Misture o azeite, os sucos de toranja e de lima-da-pérsia, o sal e a pimenta. Despeje sobre o peixe e deixe marinar na geladeira por 2 horas ou mais. Grelhe e sirva. Rende 4 porções.

INFORMAÇÕES NUTRICIONAIS
Quantidade por porção: Calorias: 200 — Calorias da gordura: 60 — Total de gorduras: 6g — Gordura saturada: 1,5g — Colesterol: 85mg — Sódio: 90mg — Total de carboidratos: 0g — Fibra alimentar: 0g — Açúcar: 0g — Proteínas: 34g — Cálcio: 2% VD

Salmão grelhado com endro e limão

2 colheres (sopa) de endro
1 colher (chá) de alho em pó
4 colheres (sopa) de azeite extravirgem
2 colheres (sopa) de vinagre de vinho branco com estragão
Suco de 2 limões
4 filés de salmão de 2,5cm de espessura (110g)

Misture o endro, o alho em pó, o azeite, o vinagre e o suco de limão. Despeje a mistura sobre os filés de salmão e deixe marinar na geladeira por pelo menos 2 horas, virando pelo menos uma vez. Coloque o salmão numa grelha quente e deixe por 3-5 minutos de cada lado. Rende 4 porções.

INFORMAÇÕES NUTRICIONAIS

Quantidade por porção: Calorias: 280 — Calorias da gordura: 130 — Total de gorduras: 14g — Gordura saturada: 2g — Colesterol: 95mg — Sódio: 75mg — Total de carboidratos: 1g — Fibra alimentar: 0g — Açúcar: 0g — Proteínas: 34 g — Cálcio: 2% VD

Peixe quente com limão

Óleo de cozinha (orgânico) antiaderente.
6 filés (110g) de peixe carne branca
5 dentes de alho picados
1 xícara de espinafre fresco
1 xícara de couve-flor cortada fina
2-3 folhas de louro
1 xícara de suco de limão
½ xícara de vinagre de arroz
2 colheres (sopa) de molho Tabasco
2 colheres (sopa) de azeite de oliva extravirgem
Sal e pimenta a gosto
2 colheres (sopa) de semente de linhaça torrada
1 limão cortado em quartos
Salsa fresca

Preaqueça o forno em 175°C. Coloque o peixe numa assadeira untada com o óleo. Cubra com o alho, espinafre, couve-flor e as folhas de louro. Numa tigela pequena, misture suco de limão, vinagre, Tabasco, azeite, sal e pimenta. Cubra o peixe com a mistura. Asse, tampado, por 30 minutos, mexendo os vegetais duas vezes para que o suco seja absorvido por igual. Depois, asse, destampado, por outros 15 minutos. Retire e coloque numa travessa para servir. Retire as folhas de louro. Salpique com a semente de linhaça torrada e decore com os quartos de limão e salsa. Rende 6 porções.

INFORMAÇÕES NUTRICIONAIS
Quantidade por porção: Calorias: 160 — Calorias da gordura: 45 —
Total de gorduras: 5g — Gordura saturada: 1g — Colesterol: 55mg —
Sódio: 75mg — Total de carboidratos: 4g — Fibra alimentar: 2g —
Açúcar: 1g — Proteínas: 24g — Cálcio: 4% VD

Ensopado de lentilha, cenoura e nabo

1 xícara de lentilhas vermelhas
4 cenouras grandes fatiadas
1-2 cebolas grandes picadas
1 colher (sopa) de alho moído
Azeite de oliva extravirgem
1 lata grande (450g) de tomates sem pele ou 8-10 tomates frescos picados
450g de nabos picados cozidos
2-3 ramos de salsa ou 1 colher (chá) de salsa desidratada
Sal, pimenta e molho Tabasco a gosto

Lave cuidadosamente as lentilhas vermelhas num escorredor e retire eventuais pedrinhas. Ferva as lentilhas por cerca de 20 minutos, em água, o suficiente para que elas se expandam até mais ou menos quatro vezes o tamanho original. Adicione as cenouras e ferva por mais 5 minutos. Doure a cebola e o alho em azeite numa frigideira. Adicione a mistura de cebola às lentilhas. Acrescente a lata de tomates (com o líquido) e depois adicione o nabo e a salsa. Cozinhe em fogo brando a médio por 15 minutos, mexendo ocasionalmente para que as lentilhas não grudem no fundo da panela. Adicione sal, pimenta e molho Tabasco a gosto. Sirva em tigelas. Rende 4 porções.

INFORMAÇÕES NUTRICIONAIS

Quantidade por porção: Calorias: 260 — Calorias da gordura: 15 — Total de gorduras: 1,5g — Gordura saturada: 0g — Colesterol: 0mg — Sódio: 115mg — Total de carboidratos: 52g — Fibra alimentar: 17g — Açúcar: 20g — Proteínas: 15g — Cálcio: 15% VD

Ninho de feijão e vegetais verdes

1 xícara de feijão-de-lima seco
2 ovos cozidos com gema dura e picados bem fininhos
3 colheres (sopa) de azeite de oliva extravirgem
1 maço de folhas de nabo, couve-manteiga ou mostarda (cerca de 55g) ou 1 pacote (450g) de vegetais congelados
Suco de 1 limão
Sal, pimenta, vinagre e pimenta-calabresa (opcional) a gosto

Lave e cozinhe o feijão-de-lima de acordo com as instruções do pacote. Escorra. Adicione os ovos ao feijão e use um amassador de batatas para transformar a mistura em purê. Use pouco azeite caso seja preciso umedecer a mistura. Reserve. Doure os vegetais numa caçarola média até que estejam macios, mas ainda verdes. Faça um ninho de vegetais verdes em cada prato. Ponha 2 colheres (sopa) da mistura com feijão-de-lima no centro. Espalhe o suco de limão e tempere como desejar com sal, pimenta, vinagre e pimenta-calabresa. Rende 4 porções.

INFORMAÇÕES NUTRICIONAIS

Quantidade por porção: Calorias: 310 — Calorias da gordura: 130 — Total de gorduras: 14g — Gordura saturada: 2,5g — Colesterol: 105mg — Sódio: 85mg — Total de carboidratos: 35g — Fibra alimentar: 15g — Açúcar: 1g — Proteínas: 16g — Cálcio: 35% VD

Cheeseburger vegetariano aberto

120g de feijão-verde
½ xícara de trigo integral
1 abobrinha pequena
1 cenoura pequena descascada
½ maçã verde descascada
½ xícara de grão-de-bico enlatado, enxaguado e seco
1 colher (sopa) de cebola ralada
1 colher (sopa) de alho ralada
½ colher (chá) de curry em pó
½ colher (chá) de chili em pó
Sal e pimenta a gosto
2 colheres (sopa) de azeite de oliva extravirgem
½ xícara de queijo cheddar ralado
½ xícara de migalhas de pão integral
Tomate, cebola e pão para hambúrguer integral fatiados

Cozinhe o feijão-verde em água fervente até ficar macio mas crocante. Seque e pique bem fininho. Cozinhe o trigo integral em 1 xícara de água fervente por 1 minuto. Retire do fogo e tampe. Moa a abobrinha, a cenoura e a maçã; coloque num papel-toalha e esprema o excesso de umidade. Misture com o feijão picado.

Num processador de alimentos, bata o grão-de-bico, a cebola, o alho, o curry, o chili, o sal, a pimenta e o azeite até ficar homogêneo. Adicione à mistura de grão-de-bico e vegetais.

Seque o trigo integral num escorredor, pressionando com as costas da colher para retirar o excesso de líquido. Adicione o trigo aos vegetais. Acrescente o queijo e as migalhas de pão e mexa. Deixe na geladeira por 1 hora.

Molde a mistura no formato de quatro hambúrgueres. Numa grelha levemente untada com azeite de oliva, grelhe cada lado por 3 minutos. Sirva desse jeito ou em ½ pão de hambúrguer; cubra com tomate e cebola, se desejar. Rende 4 porções.

INFORMAÇÕES NUTRICIONAIS

Quantidade por porção: Calorias: 290 — Calorias da gordura: 120 — Total de gorduras: 13g — Gordura saturada: 4,5g — Colesterol: 15mg — Sódio: 200mg — Total de carboidratos: 33g — Fibra alimentar: 6g — Açúcar: 5g — Proteínas: 10g — Cálcio: 15% VD

Salmão com laranja e gengibre

1 xícara de azeite de oliva extravirgem
½ xícara de suco de laranja
1 colher (chá) de alho moído
4 filés de salmão de 2,5 centímetros (140g)
Gengibre fresco

Misture o azeite, o suco de laranja e o alho. Despeje a mistura no salmão e deixe marinar por pelo menos 2 horas (ou na geladeira de um dia para o outro). Preaqueça o forno para assar com a parte superior. Asse o peixe na parte superior do forno por 5 minutos, depois vire e asse o outro lado. Você também pode aquecer qualquer marinado que tiver guardado e despejar em colheradas sobre o peixe antes de servir. Rende 4 porções.

INFORMAÇÕES NUTRICIONAIS

Quantidade por porção: Calorias: 310 — Calorias a gordura: 160 — Total de gorduras: 18g — Gordura saturada: 2,5g — Colesterol: 95mg — Sódio: 75mg — Total de carboidratos: 2g — Fibra alimentar: 0g — Açúcar: 1g — Proteínas: 34g — Cálcio: 2% VD

Peixe assado na panela com salsa e bacon

8 fatias de bacon de peru
3 colheres (sopa) de azeite de oliva extravirgem
1 xícara de cogumelos baby portobello fatiados
1 colher (sopa) de alho moído
2 colheres de sopa de salsa moída
4 filés de peixe (170g) ou 1 peixe inteiro (680-900g)
Sal e pimenta a gosto
Limão cortado em gomos

Corte o bacon de peru em pedaços de 2,5 centímetros e doure numa frigideira untada com 1 colher (sopa) de azeite por 2-3 minutos. Acrescente os cogumelos e cozinhe por mais 5 minutos. Adicione o alho e a salsa, mexa e retire do fogo. Coloque as 2 colheres (sopa) restantes do azeite numa frigideira e junte os filés de peixe. Cozinhe em fogo médio a baixo por 10-15 minutos ou até que um garfo ou faca penetre facilmente na carne. Despeje a mistura de bacon sobre o peixe e cozinhe lentamente. Ponha sal e pimenta. Decore com limão e sirva imediatamente. Rende 4 porções.

INFORMAÇÕES NUTRICIONAIS

Quantidade por porção: Calorias: 380 — Calorias da gordura: 190 — Total de gorduras: 21g — Gordura saturada: 5g — Colesterol: 115mg — Sódio: 740mg — Total de carboidratos: 3g — Fibra alimentar: 1g — Açúcar: 1g — Proteínas: 43g — Cálcio: 2% VD

Repolho rápido recheado com peru

450g de peru picado fino
1 cebola grande picada
1 xícara de arroz integral cru
¼ de xícara de hortelã fresca picada ou 1 colher (sopa) de hortelã desidratada
1 ovo batido
395g de caldo de galinha
Sal e pimenta a gosto
2 colheres (sopa) de azeite de oliva extravirgem
1 repolho médio
2 colheres (sopa) de semente de linhaça

Preaqueça o forno a 175°C. Misture o peru, a cebola, o arroz, a hortelã, o ovo, o caldo de frango, o sal e a pimenta e doure no azeite até ficar amarronzado. Em outra panela, cozinhe o repolho no vapor até ficar levemente macio. Depois que o repolho esfriar, retire as folhas e coloque-as numa assadeira, uma a uma. Despeje com a colher uma porção da mistura de peru em cada folha e depois enrole. Salpique com a semente de linhaça e asse por 15-20 minutos. Rende 8 porções.

INFORMAÇÕES NUTRICIONAIS

Quantidade por porção: Calorias: 290 — Calorias da gordura: 100 — Total de gorduras: 12g — Gordura saturada: 2,5g — Colesterol: 70mg — Sódio: 130mg — Total de carboidratos: 31g — Fibra alimentar: 6g — Açúcar: 6g — Proteínas: 18g — Cálcio: 10% VD

Peito de frango assado com alecrim

4 peitos de frango sem pele e sem osso
2 colheres (sopa) de alho picado
3 colheres (sopa) de alecrim fresco ou 4 colheres (sopa) de alecrim desidratado
2 colheres (sopa) de suco de limão
Sal e pimenta a gosto

Preaqueça o forno a 390°C. Ponha os peitos de frango numa assadeira e cubra com alho, depois salpique com alecrim, suco de limão, sal e pimenta. Asse, destampado, por 25 minutos. Rende 4 porções.

INFORMAÇÕES NUTRICIONAIS

Quantidade por porção: Calorias: 140 — Calorias da gordura: 15 — Total de gorduras: 1,5g — Gordura saturada: 0g — Colesterol: 70mg — Sódio: 80mg — Total de carboidratos: 2g — Fibra alimentar: 0g — Açúcar: 0g — Proteínas: 28g — Cálcio: 2% VD

Espinafre saboroso e salada de salmão

3 colheres (sopa) de suco de laranja
2 colheres (sopa) de molho shoyo com baixo teor de sódio
2 colheres (chá) de gengibre fresco moído
1 colher (chá) de mel
1 ½ colheres (sopa) de azeite de oliva extravirgem
4 filés de salmão (170g)
2 xícaras de espinafre fresco lavado
½ xícara de tangerina fatiada
1/3 de xícara de cebolinha verde picada
2 ovos cozidos fatiados
¼ de xícara de amêndoas moídas, misturada com 1 colher (sopa) de semente de linhaça moída ou triturada

Numa pequena tigela, misture o suco de laranja, o shoyo, o gengibre e o mel. Mexa, adicionando aos poucos o azeite de oliva, até que esteja bem misturado.

Grelhe, asse ou faça os filés de salmão pochê. Forre com espinafre os quatro pratos e coloque o salmão no centro de cada um deles. Decore com fatias de tangerina, cebolinha e ovos. Salpique com molho de laranja e shoyo e depois tempere com a mistura de ameixa e semente de linhaça. Rende 4 porções.

INFORMAÇÕES NUTRICIONAIS
Quantidade por porção: Calorias: 370 — Calorias da gordura: 170 —
Total de gorduras: 19g — Gordura saturada: 3g — Colesterol: 200mg —
Sódio: 430mg — Total de carboidratos: 10g — Fibra alimentar: 2g —
Açúcar: 6g — Proteínas: 40g — Cálcio: 8% VD

Couve-crespa e feijão picantes

2 xícaras de feijão-fradinho seco
1 maço de couve-crespa (cerca de 900g)
1 cebola grande cortada em cubos
1 colher (sopa) de azeite de oliva extravirgem
2 colheres (sopa) de vinagre branco
1/4 de colher (sopa) de pimenta-vermelha amassada (opcional)
2 ovos cozidos picados

Deixe o feijão-fradinho de molho por uma noite. No dia seguinte, coloque o feijão numa caçarola grande, cubra com água e ferva em fogo alto. Cozinhe por 3 minutos. Retire a caçarola do fogo, tampe bem e deixe descansar 1 hora. Lave a couve, remova as pontas grandes do talo e pique grosseiramente as folhas.

Doure a cebola numa frigideira grande. Adicione a couve-crespa e cozinhe por cerca de 5 minutos até que as folhas estejam murchas mas ainda bem verdes. Adicione o feijão-fradinho, o vinagre e a pimenta-vermelha amassada e mexa até que toda a mistura borbulhe. Cubra com os ovos antes de servir. Rende 8 porções.

INFORMAÇÕES NUTRICIONAIS

Quantidade por porção: Calorias: 200 — Calorias da gordura: 35 — Total de gorduras: 4g — Gordura saturada: 0,5g — Colesterol: 55mg — Sódio: 480mg — Total de carboidratos: 32g — Fibra alimentar: 7g — Açúcar: 1g — Proteínas: 11g — Cálcio: 20% VD

Mexido de bacon de peru e salada de espinafre

½ xícara de amêndoas fatiadas
1 colher (sopa) de sementes de gergelim
1 colher (sopa) de semente de linhaça
8 fatias de bacon de peru cozido picado
2 xícaras de espinafre cru lavado
4 cebolinhas cortadas em pedaços pequenos

Molho
1/4 de xícara de azeite de oliva extravirgem
2 colheres (sopa) de molho inglês
2 colheres (chá) de pasta de alho ou alho amassado
4 colheres (sopa) de suco de limão
1 ovo cru
¾ de colher (chá) de sal
¾ de colher (chá) de pimenta

Preaqueça o forno a 175°C. Asse as amêndoas e as sementes de gergelim e de linhaça por 3-5 minutos. Reserve. Misture o bacon de peru, o espinafre e a cebolinha numa tigela pequena. Ponha os ingredientes do molho no liquidificador e bata até estar bem misturado. Ponha o molho na salada. Salpique com a mistura de sementes antes de servir. Rende 2 porções.

INFORMAÇÕES NUTRICIONAIS
Quantidade por porção: Calorias: 740 — Calorias da gordura: 560 — Total de gorduras: 62g — Gordura saturada: 11g — Colesterol: 160mg — Sódio: 2420mg — Total de carboidratos: 19g — Fibra alimentar: 6g — Açúcar: 5g — Proteínas: 28g — Cálcio: 20% VD

Sanduíche de atum

1 lata (340g) de atum conservado em água
2 colheres (sopa) de iogurte natural com baixo teor de gordura
1 ovo cozido picado
1 colher (sopa) de salsa picada
Sal e pimenta a gosto
4 fatias de pão integral
1 tomate fatiado
½ xícara de mozarela desnatada ralada

Escorra o atum e misture com o iogurte, o ovo e a salsa. Adicione o sal e a pimenta. Torre o pão na torradeira ou num forno a 150°C por 3-5 minutos; deverá estar crocante ao toque. Cubra generosamente o pão com a mistura de atum, depois coloque a fatia de tomate e o queijo ralado. Ponha de novo na torradeira ou forno e asse até o queijo derreter. Rende 4 porções.

INFORMAÇÕES NUTRICIONAIS

Quantidade por porção: Calorias: 190 — Calorias da gordura: 60 — Total de gorduras: 7g — Gordura saturada: 3g — Colesterol: 80mg — Sódio: 410mg — Total de carboidratos: 15g — Fibra alimentar: 2g — Açúcar: 4g — Proteínas: 19g — Cálcio: 15% VD

Wrap de aspargos e peru

16 talos de aspargos
1/3 de xícara de iogurte natural com baixo teor de gordura
1 colher (chá) de suco de limão
1 colher (chá) de curry
Sal e pimenta a gosto
28g de peito de peru fatiado

Lave, descasque e cozinhe os aspargos no vapor até ficarem macios. Deixe esfriar. Misture o iogurte, o suco de limão, o curry, o sal e a pimenta numa pequena tigela. Coloque 2 ou 3 pedaços de peito de peru num prato e cubra com a mistura de iogurte. Ponha os talos de aspargo numa das pontas e enrole. Prenda com um palito de dente, se necessário. Sirva imediatamente ou deixe na geladeira. Rende 4 porções.

INFORMAÇÕES NUTRICIONAIS

Quantidade por porção: Calorias: 140 — Calorias da gordura: 15 — Total de gorduras: 1,5g — Gordura saturada: 0g — Colesterol: 50mg — Sódio: 1200mg — Total de carboidratos: 10g — Fibra alimentar: 2g — Açúcar: 3g — Proteínas: 25g — Cálcio: 6% VD

Peru, maçã e pão árabe com espinafre

2 colheres (sopa) de azeite de oliva extravirgem
2 colheres (sopa) de suco de limão
14g de peru cozido fatiado
1 colher (chá) de noz-moscada ou a gosto
Sal e pimenta a gosto
1 maçã média sem o centro e cortada em fatias finas
2 pães árabes redondos e separados
Espinafre fresco e lavado
½ xícara de iogurte natural com baixo teor de gordura

Aqueça o azeite de oliva numa frigideira em fogo médio. Despeje o suco de limão e mexa. Misture o peru; tempere com noz-moscada, sal e pimenta. Continue a cozinhar até que esteja bem aquecido.

Tire do fogo. Adicione a maçã e mexa. Recheie os pães árabes com folhas de espinafre fresco e a mistura de peru. Polvilhe com iogurte. Rende 4 porções.

INFORMAÇÕES NUTRICIONAIS

Quantidade por porção: Calorias: 420 — Calorias da gordura: 80 — Total de gorduras: 9g — Gordura saturada: 2g — Colesterol: 95mg — Sódio: 410mg — Total de carboidratos: 40g — Fibra alimentar: 2g — Açúcar: 5g — Proteínas: 42g — Cálcio: 15% VD

Hambúrguer vegetariano

1 cebola média picadinha
1 pimentão médio picadinho
Azeite de oliva extravirgem
2 xícaras de espinafre fresco cozido, escorrido e picado fino
1 xícara de purê de couve-flor (ver a receita na p. 180)
1 lata de feijão-preto seco
1 colher (sopa) de alho em pó
1 ovo bem batido
2 fatias de torrada de pão integral em farelos bem pequenos
Sal e pimenta a gosto

Doure a cebola e o pimentão no azeite até que a cebola esteja transparente. Quando a mistura esfriar, coloque-a numa tigela grande e acrescente todos os outros ingredientes, misturando bem. Forme pequenas porções circulares e coloque no tabuleiro. Deixe esfriar por pelo menos 2 horas antes de dourar em azeite numa frigideira na parte superior do forno ou assar a 200°C por 30 minutos. Rende 4 porções.

INFORMAÇÕES NUTRICIONAIS

Quantidade por porção: Calorias: 170 — Calorias da gordura: 30 — Total de gorduras: 3g — Gordura saturada: 1g — Colesterol: 55mg — Sódio: 190mg — Total de carboidratos: 26g — Fibra alimentar: 7g — Açúcar: 5g — Proteínas: 10g — Cálcio: 8% VD

PRATOS COM VEGETAIS

Repolho

2 ½ xícaras de repolho cortado em pedacinhos
1 xícara de cenoura ralada
1 xícara de espinafre fresco
2 colheres (sopa) de azeite de oliva extravirgem
1 colher (chá) de raiz de gengibre ralada
1 pitada de molho Tabasco ou molho picante (opcional)
Suco de limão
1 colher (sopa) de semente de gergelim torrada

Frite em pequena quantidade de azeite, mexendo constantemente, o repolho, a cenoura e o espinafre numa frigideira ou wok. Quando os legumes estiverem macios, misture a raiz de gengibre ralada e o molho picante e mexa bem. Antes de servir, polvilhe com suco de limão. Coloque numa travessa e cubra com as sementes de gengibre torradas. Rende 6 porções.

INFORMAÇÕES NUTRICIONAIS

Quantidade por porção: Calorias: 60 — Calorias da gordura: 45 —
Total de gorduras: 5g — Gordura saturada: 0,5g — Colesterol: 0mg —
Sódio: 20mg — Total de carboidratos: 4g — Fibra alimentar: 1g —
Açúcar: 2g — Proteína: 1g — Cálcio: 4% VD

Couve-nabo assada

Observação: A couve-nabo é uma raiz muito parecida com o nabo, com corpo amarelo-alaranjado e sulcos na ponta. Embora esse vegetal rico em betacaroteno exista nos Estados Unidos há quase 200 anos, continua sendo um alimento incomum. Na verdade, é um vegetal delicioso, de sabor levemente adocicado que lembra o frescor do repolho e do nabo. Versátil, gostoso, de fácil preparo e ótimo nutriente, a couve-nabo tem tudo para virar o favorito da sua família.

2 ou 3 couves-nabos da suécia de tamanho médio
4 maçãs
1 colher (chá) de azeite de oliva
1 colher (chá) de sal
½ colher (chá) de pimenta-branca
2 colheres (sopa) de margarina light

Preaqueça o forno a 175°C. Descasque as couves-nabos e as maçãs e corte-as em pedaços de cerca de meio centímetro de espessura. Use o azeite para untar a caçarola, polvilhe com sal e pimenta e depois unte com manteiga. Asse por 25-30 minutos. Rende 8 porções.

INFORMAÇÕES NUTRICIONAIS
Quantidade por porção: Calorias: 110 — Calorias da gordura: 35 — Total de gorduras: 3,5g — Gordura saturada: 2g — Colesterol: 10mg — Sódio: 320mg — Total de carboidratos: 19g — Fibra alimentar: 5g — Açúcar: 14g — Proteínas: 2g — Cálcio: 8% VD

Beterraba e couve de bruxelas

4 beterrabas médias
10-12 couves-de-bruxelas
Azeite de oliva extravirgem
1 cebola branca pequena descascada e cortada em fatias finas
3 colheres (sopa) de suco de laranja concentrado e congelado
2 colheres (chá) de gengibre ralado
Sal e pimenta a gosto

Cozinhe as beterrabas por 45 minutos ou até ficarem macias ao toque do garfo; escorra quando acabar. Retire do fogo e descarte as folhas mais externas da couve-de-bruxelas e cozinhe-as numa panela separada por 5 minutos. Escorra e corte ao meio. Ponha o azeite na frigideira, doure a cebola e acrescente a beterraba e a couve-de-bruxelas. Cozinhe até ficar morno, entre 2-3 minutos, depois adicione o suco de laranja concentrado e o gengibre e mexa. Sal e pimenta a gosto. Rende 6 porções.

INFORMAÇÕES NUTRICIONAIS

Quantidade por porção: Calorias: 70 — Calorias da gordura: 15 — Total de gordura: 2g — Gordura saturada: 0g — Colesterol: 0mg — Sódio: 55mg — Total de carboidratos: 12g — Fibra alimentar: 3g — Açúcar: 7g — Proteínas: 2g — Cálcio: 2% VD

Feijão assado do bom

1 lata (450g) de feijão-de-lima
1/3 de xícara de espigas de milho congeladas
2 tomates picados
½ xícara de queijo cheddar ralado
Sal e pimenta a gosto

Preaqueça o forno a 175°C. Misture todos os ingredientes e asse por 30 minutos. Rende 4 porções.

INFORMAÇÕES NUTRICIONAIS

Quantidade por porção: Calorias: 230 — Calorias da gordura: 50 — Total de gorduras: 5g — Gordura saturada: 3g — Colesterol: 15mg — Sódio: 95mg — Total de carboidratos: 32g — Fibra alimentar: 10g — Açúcar: 2g — Proteínas: 14g — Cálcio: 15% VD

Brócolis e couve-flor com molho de lima-da-pérsia

1 colher (sopa) de molho shoyo com baixo teor de sódio
2 colheres (chá) de mel
3 colheres (sopa) de suco de lima-da-pérsia fresco
1 xícara de flores de brócolis
1 xícara de flores de couve-flor
Sal e pimenta a gosto
Pimenta-calabresa (opcional)

Misture o molho shoyo, o mel e o suco de lima-da-pérsia. Deixe de lado. Cozinhe os brócolis e a couve-flor por cerca de 5 minutos, até ficarem macios porém firmes. Escorra e acrescente imediatamente a mistura de molho shoyo e lima-da-pérsia. Tempere com sal e pimenta a gosto. Polvilhe com a pimenta-calabresa, se desejar. Rende 4 porções.

INFORMAÇÕES NUTRICIONAIS
Quantidade por porção: Calorias: 30 — Calorias da gordura: 0 —
Total de gorduras: 0g — Gordura saturada: 0g — Colesterol: 0mg —
Sódio: 170mg — Total de carboidratos: 7g — Fibra alimentar: 1g —
Açúcar: 4g — Proteínas: 2g — Cálcio: 2% VD

Cuscuz crucífero

1 xícara de brócolis moído
1 xícara de espinafre fresco
1 xícara de couve-flor moída
2 tomates cortados em cubos
2 colheres (sopa) de alho moído
2 colheres (sopa) de azeite de oliva extravirgem
3 xícaras de água
2 xícaras de cuscuz semipronto
2 colheres (sopa) de vinagre balsâmico
Sal e pimenta a gosto

Preaqueça o forno a 175°C. Misture os brócolis, o espinafre, a couve-flor e os tomates com o alho e 1 colher (sopa) de azeite e coloque numa assadeira. Asse por 15-20 minutos até ficar macio. Num pote, coloque água e o restante da colher (sopa) de azeite de oliva, adicione o cuscuz e deixe ferver. Depois retire do fogo e deixe de lado por 5 minutos. Afofe com o garfo e deixe esfriar. Coloque o cuscuz num prato e cubra com os legumes assados. Polvilhe com vinagre balsâmico antes de servir. Rende 8 porções.

INFORMAÇÕES NUTRICIONAIS
Quantidade por porção: Calorias: 220 — Calorias da gordura: 35 — Total de gorduras: 4g — Gordura saturada: 0,5g — Colesterol: 0mg — Sódio: 20mg — Total de carboidratos: 38g — Fibra alimentar: 3g — Açúcar: 2g — Proteínas: 6g — Cálcio: 4% VD

Aspargos arrumadinhos

450g de aspargos frescos
2 colheres (sopa) de azeite de oliva extravirgem
2 colheres (chá) de suco de limão
Sal e pimenta a gosto
1 ½ colheres (sopa) de amêndoas cortadas bem fininhas
1 colher (sopa) de semente de linhaça torrada

Lave os aspargos e corte as pontas. Cozinhe no vapor por 3-5 minutos até estarem bem verdes e macios, mas crocantes. Enquanto os aspargos estiverem cozinhando, misture o azeite, o suco de limão, sal e pimenta. Numa tigela separada, misture as amêndoas e a semente de linhaça. Escorra os aspargos e arrume-os numa travessa. Regue com a mistura de azeite e suco de limão e depois polvilhe com a mistura de amêndoas e linhaça. Sirva imediatamente. Rende 4 porções.

INFORMAÇÕES NUTRICIONAIS
Quantidade por porção: Calorias: 120 — Calorias da gordura: 80 — Total de gorduras: 9g — Gordura saturada: 1g — Colesterol: 0mg — Sódio: 0mg — Total de carboidratos: 6g — Fibra alimentar: 3g — Açúcar: 3g — Proteínas: 3g — Cálcio: 4% VD

Beterraba em conserva fácil

4 unidades de beterraba pequenas (425g)
¼ de xícara de xilitol (adoçante natural)
1 xícara de vinagre de maçã
½ xícara de suco de laranja

Cozinhe as beterrabas na panela de pressão por cerca de 30 minutos. Escorra. Misture o adoçante, o vinagre e o suco de laranja. Despeje por cima da beterraba e deixe na geladeira de um dia para o outro. Serve 8-10 pessoas.

INFORMAÇÕES NUTRICIONAIS
Quantidade por porção: Calorias: 60 — Caloria da gordura: 0 — Total de gorduras: 0g — Gordura saturada: 0g — Colesterol: 0mg — Sódio: 95mg — Total de carboidratos: 13g — Fibra alimentar: 2g — Açúcar: 10g — Proteínas: 2g — Cálcio: 2% VD

Picadinho verde e amarelo

2 abóboras-japonesas cortadas em cubos
2 cenouras raladas
½ maçã verde cortada em cubos
1 cebolinha branca picadinha
3 colheres (sopa) de azeite de oliva extravirgem
1 xícara de vegetais verdes (couve-crespa, espinafre ou aipo, couve-manteiga ou mostarda) limpos, lavados e picados
1 colher (sopa) de alho moído
4 ramos de sálvia
Sal e pimenta a gosto

Doure a abóbora, a cenoura, a maçã verde e a cebolinha no azeite até ficarem macias. Misture os vegetais verdes, alho, sálvia, sal e pimenta e continue cozinhando por mais 5 minutos. Rende 6 porções.

INFORMAÇÕES NUTRICIONAIS

Quantidade por porção: Calorias: 140 — Calorias da gordura: 70 — Total de gorduras: 7g — Gordura saturada: 1g — Colesterol: 0mg — Sódio: 25mg — Total de carboidratos: 20g — Fibra alimentar: 3g — Açúcar: 5g — Proteínas: 2g — Cálcio: 6% VD

Aspargos grelhados com sementes de gergelim

4 colheres (sopa) de azeite de oliva extravirgem
450g de aspargos frescos, descascados e com as pontas cortadas
1 colher (chá) de sal
1 colher (sopa) de sementes de gergelim

Polvilhe o azeite nos aspargos e vire os talos até que estejam uniformemente cobertos. Tempere com sal. Grelhe os aspargos por 5 minutos numa grelha bem quente, virando a cada minuto. Tire da grelha e polvilhe com as sementes de gergelim. Rende 4 porções.

INFORMAÇÕES NUTRICIONAIS

Quantidade por porção: Calorias: 90 — Calorias da gordura: 70 — Total de gorduras: 8g — Gordura saturada: 1g — Colesterol: 0mg — Sódio: 0mg — Total de carboidratos: 5g — Fibra alimentar: 3g — Açúcar: 2g — Proteínas: 3g — Cálcio: 4% VD

Couve de bruxelas ao estilo indiano

2 colheres (sopa) de azeite de oliva extravirgem
1 colher (chá) de sementes de mostarda preta ou marrom
2 colheres (chá) de raiz de gengibre fresca e ralada
1 colher (chá) de coentro moído
½ colher de chá de açafrão-da-terra
½ colher (chá) de cardamomo moído
½ colher (chá) de pimenta-de-caiena
12 couves-de-bruxelas, cortadas ao meio
½ xícara de suco de maçã (orgânico) e sem açúcar
2 colheres (sopa) de suco de limão fresco
Sal e pimenta a gosto

Aqueça o azeite numa frigideira ou caçarola. Adicione as sementes de mostarda e cozinhe até que elas comecem a estourar. Misture o gengibre, o coentro, o açafrão-da-terra, o cardamomo, a pimenta-de-caiena e a couve-de-bruxelas. Misture os sucos de maçã e de limão, adicione sal e pimenta, e depois tampe e cozinhe em fogo brando por cerca de 5 minutos até ficarem tenros. Rende 6 porções.

INFORMAÇÕES NUTRICIONAIS

Quantidade por porção: Calorias: 90 — Calorias da gordura: 45 — Total de gorduras: 5g — Gordura saturada: 0,5g — Colesterol: 0mg — Sódio: 20mg — Total de carboidratos: 10g — Fibra alimentar: 3g — Açúcar: 4g — Proteínas: 3g — Cálcio: 4% VD

Couve-crespa e chucrute

1 maço de couve-crespa
1 lata de chucrute desidratado

Cozinhe a couve-crespa no vapor até ficar tenra, mas ainda verde. Adicione a lata de chucrute antes de servir.

INFORMAÇÕES NUTRICIONAIS

Quantidade por porção: Calorias: 30 — Calorias da gordura: 5 — Total de gorduras: 0g — Gordura saturada: 0g — Colesterol: 0mg — Sódio: 480mg — Total de carboidratos: 7g — Fibra alimentar: 3g — Açúcar: 1g — Proteínas: 2g — Cálcio: 8% VD

Couve-flor e couve-crespa com curry e limão

1 colher (chá) de curry
2 colheres (chá) de casca de limão
3 colheres (sopa) de suco de limão
1 maço de couve-crespa
1 cabeça de couve-flor
Sal e pimenta a gosto

Misture o curry, a casca e o suco de limão. Reserve. Cozinhe a couve-crespa e a couve-flor numa vasilha grande, com água, sal e pimenta por 4-5 minutos, até ficarem tenros. Escorra e adicione a mistura de suco de limão. Rende 4 porções.

INFORMAÇÕES NUTRICIONAIS

Quantidade por porção: Calorias: 70 — Calorias da gordura: 5 — Total de gorduras: 0,5g — Gordura saturada: 0g — Colesterol: 0mg — Sódio: 70mg — Total de carboidratos: 15g — Fibra alimentar: 5g — Açúcar: 4g — Proteínas: 5g — Cálcio: 10% VD

Marinado de brócolis, pepino e salada de tomate

1 maço de brócolis
2 pepinos médios
1 xícara de tomates-cereja cortados ao meio
¼ de xícara de azeite de oliva extravirgem
1/8 de xícara de suco de limão
¾ de xícara de vinagre de maçã
3 colheres (sopa) de salsa moída
Sal e pimenta a gosto
¼ de queijo feta com baixo teor de gordura
Espinafre fresco

Corte os brócolis em pequenas flores e asse na parte superior do forno por 3 minutos; deixe esfriar. Pique o pepino em pedacinhos, misture com os tomates-cereja e só depois adicione os brócolis frios. Numa tigela pequena, misture azeite, suco de limão, vinagre, salsa, sal e pimenta. Despeje a mistura nos vegetais. Deixe na geladeira de um dia para o outro. Misture com o queijo feta antes de servir com creme de espinafre. Rende 8 porções.

INFORMAÇÕES NUTRICIONAIS

Quantidade por porção: Calorias: 110 — Calorias da gordura: 70 — Total de gorduras: 8g — Gordura saturada: 1,5g — Colesterol: 0mg — Sódio: 115mg — Total de carboidratos: 6g — Fibra alimentar: 2g — Açúcar: 3g — Proteínas: 4g — Cálcio: 6% VD

Purê de couve-flor

1 couve-flor média
Sal e pimenta a gosto
¼ de xícara de leite desnatado
1 pacote de purê de batata instantâneo com baixo teor de carboidratos
1 colher (chá) de pasta de alho ou alho em pó
2 fatias de bacon de peru cozido e fatiado

Corte a couve-flor em flores e cozinhe no vapor com sal e pimenta até ficar bem tenra. Ponha no liquidificador ¼ de xícara do purê batata e acrescente todos os ingredientes, exceto o bacon de peru. Misture até ficar homogêneo. Coloque em uma travessa e leve ao forno para reaquecer, se necessário. Decore com o bacon de peru fatiado. Rende 4 porções.

INFORMAÇÕES NUTRICIONAIS

Quantidade por porção: Calorias: 110 — Calorias da gordura: 40 — Total de gorduras: 4,5g — Gordura saturada: 1,5g — Colesterol: 15mg — Sódio: 380mg — Total de carboidratos: 13g — Fibra Alimentar: 4g — Açúcar: 4g — Proteínas: 8g — Cálcio: 6% VD

Beterraba assada

8 beterrabas descascadas e cortadas em quartos
3 colheres (sopa) de azeite de oliva extravirgem
1 colher (chá) de sal
1 colher (chá) de pimenta

Preaqueça o forno a 215°C. Coloque a beterraba numa assadeira grande e acrescente azeite, sal e pimenta. Asse por 1 hora e 30 minutos. Rende 6 porções.

INFORMAÇÕES NUTRICIONAIS

Quantidade por porção: Calorias: 110 — Calorias da gordura: 60 — Total de gorduras: 7g — Gordura saturada: 1g — Colesterol: 0mg — Sódio: 480mg — Total de carboidratos: 11g — Fibra alimentar: 3g — Açúcar: 7g — Proteínas: 2g — Cálcio: 2% VD

Couve-nabo e noz-moscada

4 couves-nabo grandes
¼ de colher (chá) de sal
Água
1 colher (sopa) de azeite de oliva extravirgem
Pimenta-preta
1 punhado de noz-moscada

Descasque as couves-nabo com um descascador de legumes e corte em pedaços. Coloque-as numa caçarola, adicione sal e cubra com água. Deixe até ferver. Abaixe o fogo para médio e cozinhe por 12-15 minutos ou até ficar macio ao toque do garfo. Escorra, mas reserve o líquido.

Usando um amassador de batatas, amasse a couve-nabo na caçarola, acrescentando aos poucos o líquido reservado do cozimento para obter umidade. Acrescente o azeite, mais sal, se necessário, e pimenta a gosto. Transfira para uma travessa e decore com um punhado de noz-moscada. Rende 6 porções.

INFORMAÇÕES NUTRICIONAIS

Quantidade por porção: Calorias: 110 — Calorias da gordura: 25 — Total de gorduras: 3g — Gordura saturada: 0g — Colesterol: 0mg — Sódio: 150mg — Total de carboidratos: 21g — Fibra alimentar: 6g — Açúcar: 14g — Proteínas: 3g — Cálcio: 10% VD

Vegetais simples com alho

Observação: Esta receita funciona bem com couve-crespa, espinafre, nabo, couve-manteiga ou rúcula.

3 colheres (sopa) de azeite de oliva extravirgem
1 cebola picada
3 dentes de alho moídos
900g de vegetais lavados, secos e picados
Sal e pimenta

Aqueça o azeite em fogo médio-alto numa frigideira grande. Acrescente a cebola e o alho; cozinhe e mexa até amolecer. Adicione os vegetais, mexa e cozinhe até murchar. Sal e pimenta a gosto. Sirva quente ou morno. Rende 4 porções.

INFORMAÇÕES NUTRICIONAIS
Quantidade por porção: Calorias: 180 — Calorias da gordura: 100 — Total de gorduras: 11g — Gordura saturada: 1,5g — Colesterol: 0mg — Sódio: 45mg — Total de carboidratos: 16g — Fibra alimentar: 9g — Açúcar: 2g — Proteínas: 6g — Cálcio: 35% VD

Brócolis ou aspargos na frigideira com sementes de gergelim

2 talos grandes de brócolis frescos ou 12-14 aspargos
2 colheres (sopa) de azeite de oliva extravirgem
2 colheres (sopa) de sementes de gergelim
2 ou 3 dentes de alho descascados e picados
Sal e pimenta a gosto

Lave os brócolis e corte as flores em pedaços médios e grandes. Descasque a camada dura externa dos caules e corte ao meio a parte interna macia e suculenta. Ou, se estiver usando aspargos, lave-os e corte as pontas. Numa frigideira grande com tampa, deixe o azeite em fogo alto. Adicione as sementes de gergelim e doure, mexendo até ficar levemente tostado; tenha cuidado para não fritar demais, pois eles queimam muito rapidamente. Além disso, mantenha a tampa à mão, visto que as sementes de gergelim podem começar a pular. Adicione os brócolis (ou aspargos) e o alho e mexa por alguns segundos. Acrescente sal e pimenta a gosto e mexa. Tampe a frigideira e retire do fogo; deixe de lado por cerca de 15 minutos. Os brócolis (ou aspargos) manterão a cor e ficarão macios e crocantes. Rende 6 porções.

INFORMAÇÕES NUTRICIONAIS

Quantidade por porção: Calorias: 70 — Calorias da gordura: 50 — Total de gorduras: 6g — Gordura saturada: 1g — Colesterol: 0mg — Sódio: 0mg — Total de carboidratos: 3g — Fibra alimentar: 1g — Açúcar: 1g — Proteína: 1g — Cálcio: 4% VD

Arroz Integral com espinafre e queijo feta

1 xícara de arroz integral
1 xícara de folhas de espinafre frescas
2 colheres (chá) de alho moído
4 colheres (sopa) de queijo feta com baixo teor de gordura
Sal e pimenta a gosto

Cozinhe o arroz integral de acordo com as instruções da embalagem ou ferva 2 partes de água e 1 parte de arroz numa vasilha de tamanho médio e cozinhe em fogo baixo por 30-45 minutos até o arroz amolecer. Antes de servir, adicione o espinafre e o alho e mexa até o espinafre murchar. Coloque numa travessa e decore com o queijo feta. Rende 6 porções.

INFORMAÇÕES NUTRICIONAIS
Quantidade por porção: Calorias: 120 — Calorias da gordura: 15 — Total de gorduras: 1,5g — Gordura saturada: 0,5g — Colesterol: 0mg — Sódio: 70mg — Total de carboidratos: 24g — Fibra alimentar: 1g — Açúcar: 0g — Proteínas: 4g — Cálcio: 2% VD

SALADAS, MOLHOS PARA SALADAS E LANCHES

Banana na casca

1 colher (sopa) de amêndoas moídas
1 colher (sopa) de semente de linhaça moída ou triturada
1 banana inteira

Misture as amêndoas e a semente de linhaça numa vasilha grande. Descasque a banana e passe na mistura até que ela esteja totalmente coberta. Coma imediatamente ou coloque em papel-manteiga e ponha na geladeira. Rende 1 porção.

INFORMAÇÕES NUTRICIONAIS

Quantidade por porção: Calorias: 200 — Calorias da gordura: 70 — Total de gorduras: 7g — Gordura saturada: 0,5g — Colesterol: 0mg — Sódio: 0mg — Total de carboidratos: 36g — Fibra alimentar: 6g — Açúcar: 20g — Proteínas: 4g — Cálcio: 4% VD

Salada de beterraba e laranja

1 xícara de beterraba em conserva (Ver receita de beterraba em conserva fácil, pág. 173)
2 laranjas ou 2 tangerinas descascadas, com os gomos separados e sem caroço
½ xícara de suco de laranja
1 xícara de espinafre
¼ de xícara de amêndoas picadas bem fininho

Misture a beterraba e a laranja/tangerina no suco de laranja. Deixe gelar por pelo menos 1 hora. Sirva sobre o espinafre. Decore com as amêndoas picadas. Rende 4 porções.

INFORMAÇÕES NUTRICIONAIS

Quantidade por porção: Calorias: 150 — Calorias da gordura: 30 — Total de gorduras: 3,5g — Gordura saturada: 0g — Colesterol: 0mg — Sódio: 80mg — Total de carboidratos: 28g — Fibra Alimentar: 4g — Açúcar: 22g — Proteínas: 4g — Cálcio: 6% VD

Salada de repolho e maçã

1 xícara de repolho picado fino
1 xícara de maçãs cortadas em cubos
1 xícara de aipo picado
¼ de xícara de iogurte desnatado com baixo teor de gordura
2 colheres (sopa) de semente de linhaça

Junte todos os ingredientes numa tigela grande. Misture, resfrie e sirva. Rende 6 porções.

INFORMAÇÕES NUTRICIONAIS
Quantidade por porção: Calorias: 45 — Calorias da gordura: 15 — Total de gorduras: 2g — Gordura saturada: 0g — Colesterol: 0mg — Sódio: 25mg — Total de carboidratos: 7g — Fibra alimentar: 2g — Açúcar: 4g — Proteínas: 2g — Cálcio: 4% VD

Salada de cenoura e laranja

- 1 xícara de cenoura ralada
- ½ colher (chá) de suco de limão
- 2 colheres (sopa) de suco de laranja concentrado congelado
- 1 colher (sopa) de iogurte natural com baixo teor de gordura
- 1 pacote (450g) de ricota com 1% de gordura
- 2 laranjas ou 2 tangerinas descascadas, com os gomos separados e sem caroços
- 1 xícara de espinafre

Junte todos os ingredientes em uma tigela grande, reserve 1 laranja/tangerina e o espinafre. Coloque a salada sobre o espinafre em cada porção. Decore com o restante das tangerinas. Rende 6 porções.

INFORMAÇÕES NUTRICIONAIS
Quantidade por porção: Calorias: 90 — Calorias da gordura: 10 — Total de gorduras: 1g — Gordura saturada: 0,5g — Colesterol: 5mg — Sódio: 350mg — Total de carboidratos: 11g — Fibra alimentar: 2g — Açúcar: 8g — Proteínas: 11g — Cálcio: 10% VD

Salada fria de frango e arroz

2 xícaras de arroz integral cozido (pode usar arroz integral instantâneo)
2 ½ xícaras de frango cozido cortado em cubos
1 xícara de flores de brócolis cozidas al dente
½ xícara de amêndoas picadas
2 colheres (sopa) de salsa picada
1 xícara de iogurte natural com baixo teor de gordura
Espinafre
4 tangerinas

Misture tudo numa tigela grande, exceto o espinafre e as tangerinas. Deixe gelar por pelo menos 2 horas. Sirva sobre o espinafre e decore com fatias de tangerina ao redor. Rende 10 porções.

INFORMAÇÕES NUTRICIONAIS

Quantidade por porção: Calorias: 170 — Calorias da gordura: 40 — Total de gorduras: 4,5g — Gordura saturada: 1g — Colesterol: 30mg — Sódio: 70mg — Total de carboidratos: 18g — Fibra alimentar: 3g — Açúcar: 6g — Proteínas: 15g — Cálcio: 10% VD

Salsa da celebração

4 tomates maduros cortados em cubos
4 cebolinhas picadas
1 pepino grande picado
1 laranja grande sem caroços e cortada em pedaços pequenos
1 colher (sopa) de coentro picado
2 colheres (sopa) de suco de limão
Sal a gosto

Misture todos os ingredientes em uma tigela grande. Deixe na geladeira por pelo menos 1 hora antes de servir para permitir que os sabores se misturem. Pode ser conservado na geladeira por 2-3 dias. Rende 6 porções.

INFORMAÇÕES NUTRICIONAIS
Quantidade por porção: Calorias: 35 — Calorias da gordura: 5 — Total de gorduras: 0g — Gordura saturada: 0g — Colesterol: 0mg — Sódio: 10mg — Total de carboidratos: 8g — Fibra alimentar: 2g — Açúcar: 5g — Proteína: 1g — Cálcio: 4% VD

Salada cremosa de repolho

4 xícaras de repolho picado
1 xícara de cenoura ralada
1 ½ xícaras de iogurte natural com baixo teor de gordura
1 ½ colher (sopa) de aipo picado em pedaços pequenos
1 colher (chá) de cebola ralada
3 colheres (sopa) de vinagre branco
1 colher (sopa) de mel
¾ de colher (chá) de sal
1 pitada de pimenta

Misture todos os ingredientes numa tigela grande e mexa bem. Deixe na geladeira por pelo menos 2 horas antes de servir. Rende 10 porções.

INFORMAÇÕES NUTRICIONAIS
Quantidade por porção: Calorias: 40 — Calorias da gordura: 5 —
Total de gorduras: 0,5g — Gordura saturada: 0g — Colesterol: 0mg —
Sódio: 0mg — Total de carboidratos: 7g — Fibra alimentar: 1g —
Açúcar: 6g — Proteínas: 2g — Cálcio: 8% VD

Molho de pepino e iogurte

1 pepino grande
1 xícara de iogurte natural com baixo teor de gordura
1 colher (sopa) de azeite de oliva extravirgem
½ colher (chá) de sal
½ colher (chá) de endro

Misture todos os ingredientes no liquidificador e bata bem. Deixe na geladeira por pelo menos 1 hora, depois sirva. Pode ser conservado na geladeira por até 2 dias. Rende 6 porções.

INFORMAÇÕES NUTRICIONAIS

Quantidade por porção: Calorias: 50 — Calorias da gordura: 25 — Total de gorduras: 3g — Gordura saturada: 0,5g — Colesterol: 0mg — Sódio: 220mg — Total de carboidratos: 4g — Fibra alimentar: 0g — Açúcar: 4g — Proteínas: 2g — Cálcio: 8% VD

Salada de frango favorita

4 peitos de frango (120g) cozidos e em cubos
4 ovos cozidos fatiados
1 xícara de aipo fatiado
1 maçã média picada
½ xícara de iogurte natural com baixo teor de gordura
2 colheres (sopa) de suco de limão
1 colher (chá) de sal
1 colher (chá) de pimenta
Espinafre fresco
½ xícara de amêndoas picadas fino

Misture todos os ingredientes, exceto as amêndoas. Coloque na geladeira por pelo menos 4 horas. Sirva com espinafre e cubra com as amêndoas picadas. Rende 8 porções.

INFORMAÇÕES NUTRICIONAIS

Quantidade por porção: Calorias: 190 — Calorias da gordura: 70 — Total de gorduras: 8g — Gordura saturada: 2g — Colesterol: 155mg — Sódio: 390mg — Total de carboidratos: 6g — Fibra alimentar: 2g — Açúcar: 4g — Proteínas: 23g — Cálcio: 8% VD

Vitamina de frutas e semente de linhaça

1 xícara de leite desnatado
1 xícara de polpa de frutas diversas congeladas
1 banana
1 xícara de iogurte natural com baixo teor de gordura
1 colher (sopa) de óleo de semente de linhaça
1 colher (sopa) de semente de linhaça moída

Misture todos os ingredientes no liquidificador, exceto a semente de linhaça. Bata bem. Coloque num copo grande e adicione a semente de linhaça. Rende 1 porção.

INFORMAÇÕES NUTRICIONAIS

Quantidade por porção: Calorias: 580 — Calorias da gordura: 200 — Total de gorduras: 23g — Gordura saturada: 4g — Colesterol: 20mg — Sódio: 310mg — Total de carboidratos: 78g — Fibra alimentar: 7g — Açúcar: 58g — Proteínas: 25g — Cálcio: 70% VD

Molho de gengibre e lima-da-pérsia

1 xícara de molho shoyo com baixo teor de sódio
2 colheres (sopa) de alho picado
2 colheres (sopa) de raiz de gengibre fresca ralada
2 colheres (chá) de óleo de gergelim
1/3 de xícara de suco de lima-da-pérsia
¼ de xícara de vinagre de arroz

Coloque todos os ingredientes no liquidificador. Bata até misturar bem. Deixe resfriar por pelo menos 1 hora e sirva. Rende 6 porções.

INFORMAÇÕES NUTRICIONAIS

Quantidade por porção: Calorias: 50 — Calorias da gordura: 15 — Total de gorduras: 1,5g — Gordura saturada: 0g — Colesterol: 0mg — Sódio: 1600mg — Total de carboidratos: 7g — Fibra alimentar: 1g — Açúcar: 1g — Proteínas: 3g — Cálcio: 2% VD

Salada de toranja e abacate

2 toranjas Ruby Red inteiras
1 abacate médio
3 colheres (sopa) de suco de laranja
2 colheres (sopa) de iogurte natural com baixo teor de gordura
1 colher (chá) de mel
1 colher (chá) de sementes de papoula
Espinafre fresco

Descasque, corte e tire as sementes da toranja. Descasque o abacate e corte ao comprido. Misture o suco de laranja, o iogurte e o mel, batendo bem até ficar bem misturado. Adicione as sementes de papoula. Coloque a toranja e o abacate juntos sobre o espinafre. Polvilhe com o molho de laranja e as sementes de papoula. Rende 4 porções.

INFORMAÇÕES NUTRICIONAIS
Quantidade por porção: Calorias: 130 — Calorias da gordura: 60 — Total de gorduras: 6g — Gordura saturada: 1g — Colesterol: 0mg — Sódio: 30mg — Total de carboidratos: 19g — Fibra alimentar: 3g — Açúcar: 3g — Proteínas: 3g — Cálcio: 6% VD

Salada de beterraba ralada

2 colheres (sopa) de suco de limão
¾ de xícara de suco de laranja
900g de beterraba cortada e ralada
Sal e pimenta a gosto
1/3 de xícara de salsa picada

Acrescente o suco de limão ao suco de laranja e mexa. Coloque a beterraba ralada. Adicione sal e pimenta. Deixe gelar por pelo menos 1 hora e adicione a salsa na hora de servir. Rende 8 porções.

INFORMAÇÕES NUTRICIONAIS

Quantidade por porção: Calorias: 60 — Calorias da gordura: 0 — Total de gorduras: 0g — Gordura saturada: 0g — Colesterol: 0mg — Sódio: 90mg — Total de carboidratos: 14g — Fibra alimentar: 2g — Açúcar: 11g — Proteínas: 2g — Cálcio: 2% VD

Marinado de pepino, rabanete e salada de cebola

½ xícara de vinagre de arroz
¼ de xícara de azeite de oliva extravirgem
1 colher (sopa) de endro picado ou 1 colher (chá) de endro desidratado
1 pepino grande cortado em fatias finas
½ xícara de rabanete fatiado
1 cebola vermelha média cortada em fatias finas

Misture o vinagre, azeite e endro numa tigela grande. Adicione o pepino, o rabanete e a cebola. Misture. Deixe na geladeira por pelo menos 3 horas, mexendo pelo menos uma vez a cada hora para que os sabores se misturem. Rende 8 porções.

INFORMAÇÕES NUTRICIONAIS
Quantidade por porção: Calorias: 80 — Calorias da gordura: 60 — Total de gorduras: 7g — Gordura saturada: 1g — Colesterol: 0mg — Sódio: 0mg — Total de carboidratos: 4g — Fibra alimentar: 1g — Açúcar: 2g — Proteína: 0g — Cálcio: 2% VD

Salada de atum incomum

1 lata grande (340g) de atum conservado em água
1 pimenta-vermelha cortada em fatias finas
1 pimenta-amarela cortada em fatias finas
¼ de xícara de maçã verde ralada
1/3 de xícara de repolho picado
2 colheres (sopa) de iogurte natural com baixo teor de gordura
½ colher (chá) de suco de limão
½ colher (chá) de vinagre de arroz
Sal e pimenta a gosto

Misture todos os ingredientes numa tigela grande. Deixe gelar por pelo menos 1 hora antes de servir. Rende 4 porções.

INFORMAÇÕES NUTRICIONAIS

Quantidade por porção: Calorias: 70 — Calorias da gordura: 15 — Total de gorduras: 1,5g — Gordura saturada: 0g — Colesterol: 20mg — Sódio: 170mg — Total de carboidratos: 4g — Fibra alimentar: 1g — Açúcar: 3g — Proteína: 11g — Cálcio: 2% VD

Salada de chucrute

1 lata (450g) de chucrute
4 xícaras de cebola picada
1 xícara de pimentão fatiado
4 xícaras de aipo picado
2 xícaras de brócolis picados
½ xícara de vinagre branco
Sal e pimenta a gosto

Misture todos os ingredientes numa tigela bem grande e deixe na geladeira de um dia para o outro. Mantido na geladeira, dura uma semana. Rende 12 porções.

INFORMAÇÕES NUTRICIONAIS
Quantidade por porção: Calorias: 40 — Caloria da gordura: 0 — Total de gorduras: 0g — Gordura saturada: 0g — Colesterol: 0mg — Sódio: 290mg — Total de carboidratos: 9g — Fibra alimentar: 3g — Açúcar: 4g — Proteínas: 2g — Cálcio: 4% VD

Torrada de queijo simples

Óleo orgânico em spray
6 fatias de pão integral
Azeite de oliva extravirgem
2 tomates picados
3 colheres (sopa) de queijo cheddar ralado
3 colheres (sopa) de mozarela desnatada

Preaqueça o forno a 150°C. Coloque os pães numa assadeira plana previamente untada. Espalhe azeite de oliva sobre os pães. Torre-os no forno por 5-7 minutos ou até que estejam firmes e crocantes ao toque. Retire do fogo e cubra cada pedaço de pão com uma fatia de tomate; polvilhe com o queijo. Devolva ao forno e asse até o queijo derreter e ficar borbulhante, geralmente leva menos de 3 minutos. Rende 6 porções.

INFORMAÇÕES NUTRICIONAIS

Quantidade por porção: Calorias: 110 — Calorias da gordura: 30 — Total de gorduras: 3,5g — Gordura saturada: 1,5g — Colesterol: 5mg — Sódio: 180mg — Total de carboidratos: 14g — Fibra alimentar: 2g — Açúcar: 4g — Proteínas: 6g — Cálcio: 6% VD

Salada de espinafre com beterraba e ricota

4 beterrabas médias
¼ de xícara de azeite de oliva extravirgem
3 colheres (sopa) de suco de limão
½ colher (chá) de mel
¼ de colher (chá) de mostarda desidratada
Sal e pimenta a gosto
½ xícara de ricota com 1% de gordura
2 colheres (sopa) de semente de linhaça triturada
2 xícaras de espinafre

Cozinhe as beterrabas até ficarem tenras e deixe esfriar. Enquanto isso, misture azeite, limão, mel cru, mostarda, sal e pimenta. Descasque e corte as beterrabas em tiras, depois misture com a ricota e a semente de linhaça. Ponha sobre o espinafre. Polvilhe com a mistura do molho. Rende 4 porções.

INFORMAÇÕES NUTRICIONAIS
Quantidade por porção: Calorias: 210 — Calorias da gordura: 150 — Total de gorduras: 16g — Gorduras saturadas: 2,5g — Colesterol: 0mg — Sódio: 190mg — Total de carboidratos: 12g — Fibra alimentar: 4g — Açúcar: 7g — Proteínas: 6g — Cálcio: 6% VD

Parfait de iogurte e frutas

1/3 de xícara de amêndoas moídas
2 colheres (sopa) de semente de linhaça moída ou triturada
1 xícara de iogurte natural com baixo teor de gordura
¾ de xícara de frutas diversas
Mel (opcional)

Numa tigela pequena, misture as amêndoas com a semente de linhaça. Num copo de sobremesa próprio para o parfait, coloque de forma alternada o iogurte, as frutas diversas e a mistura de amêndoa e semente de linhaça. Se desejar, polvilhe um pouco de mel. Rende 1 porção.

INFORMAÇÕES NUTRICIONAIS

Quantidade por porção: Calorias: 480 — Calorias da gordura: 240 — Total de gorduras: 27g — Gordura saturada: 4,5g — Colesterol: 15mg — Sódio: 180mg — Total de carboidratos: 47g — Fibra alimentar: 8g — Açúcar: 25g — Proteínas: 23g — Cálcio: 60% VD

APÊNDICE A

Registro de progresso e diário alimentar

Muitas pessoas que tiveram sucesso no plano relatam ter avançado mais quando fizeram o monitoramento de seus progressos com anotações. Os itens a seguir podem ser usados como sua ferramenta diária de rastreamento. Faça 30 cópias, uma para cada dia do mês e preencha diariamente.

Data: _____

Peso: _____

Medida da cintura
(apenas na primeira semana do mês): _____

A. Circule a resposta mais adequada para as seguintes categorias:
   1. Sono:
      - Oito horas completas
      - Acorda esporadicamente durante a noite com calores
      - Não consegue dormir

2. Disposição:
   - Descansado(a) e pronto(a) para o que der e vier
   - Preguiçoso(a) e lento(a)
   - Cansado(a); queria voltar para a cama

3. Humor:
   - Extremamente contente
   - Positivo
   - Indiferente
   - Irritável e mal-humorado
   - Deprimido

4. Libido, desejo sexual:
   - Sempre forte
   - Muito alta neste momento
   - Não muito boa agora, mas nunca está boa de manhã
   - Neutra ou indiferente
   - Muito baixa
   - Em estado de coma

5. Imagem corporal:
   - Sinto-me bem com o meu corpo
   - Sinto-me positivo quanto a perder um pouco de peso e mudar a forma do meu corpo
   - Sinto-me simplesmente bem
   - Sinto-me frustrado(a)

B. Marque os sintomas de desequilíbrio hormonal que você está sentindo hoje:
   1. Mulheres:
      ❑ Ganho de peso   ❑ Alterações de humor   ❑ Calores
      ❑ Suores noturnos   ❑ Cansaço   ❑ Dores de cabeça

☐ Depressão ☐ Ansiedade ☐ Nervosismo
☐ Irritabilidade ☐ Vontade de chorar ☐ Lapsos de memória
☐ Envelhecimento prematuro ☐ Secura vaginal
☐ Ciclo menstrual intenso ☐ Alterações no sangramento
☐ Incontinência urinária ☐ Seios fibrocísticos
☐ Diminuição no desejo sexual ☐ Seios doloridos e sensíveis
☐ Osteoporose ☐ Retenção de líquidos

2. Mulheres na pré ou perimenopausa:
   - Meu último ciclo menstrual começou em _____ (data)
   - Estou menstruando atualmente; este é o _____ dia do meu ciclo

3. Homens:
   ☐ Ganho de peso ☐ Sensação de esgotamento
   ☐ Gordura abdominal ☐ Problemas na próstata
   ☐ Diminuição na clareza mental ☐ Diminuição do desejo sexual
   ☐ Aumento na urgência urinária ☐ Diminuição na força
   ☐ Diminuição da energia ☐ Dificuldades para dormir
   ☐ Diminuição no fluxo urinário ☐ Irritabilidade
   ☐ Depressão ☐ Disfunção erétil
   ☐ Calores ☐ Suores noturnos ☐ Má concentração

C. Nível de Estresse:
   1. Numa escala de 0-10 (0 = sem estresse; 10 = estresse alto), meu nível de estresse é _____

D. Exercícios Físicos:
   1. Semana anterior, fiz exercícios físicos _____ vezes por semana por uma média de _____ minutos por vez
   2. Descreva a atividade ou atividades praticadas: _____

E. Visão Geral

1. Além de ser grato pelo progresso na perda do pneuzinho indesejado, sou grato(a) por (liste três itens): _____

   _____

O Diário do seu tanquinho

A maioria dos nutricionistas e médicos especializados em dietas concorda que manter um diário alimentar é fundamental para ter sucesso na perda de peso. Manter um diário alimentar de 30 dias ajudará a fazer da alimentação saudável para os hormônios um hábito fácil de manter. Também ajudará a identificar quando, onde, como e com quem as suas boas intenções vão para o espaço, com prejuízos para o tamanho da sua cintura.

Vejamos três dias úteis:

- **Anote tudo**
  Carregue o diário o tempo todo. Escreva cada petisco e cada chiclete que você comer.
- **Diga a verdade**
  A única coisa que você pode ganhar ao mentir nesses formulários é mais peso.
- **Anote agora**
  Não confie em sua memória no fim do dia. Registre tudo, assim que for consumido, o que você comer e beber.

Diário alimentar

Data: _____

	Horário	O que você comeu/bebeu?	Em que quantidade?	Onde?	Com quem?	O que você estava fazendo?	Como estava seu humor?
Café da manhã							
Lanche							
Almoço							
Lanche							
Jantar							

Lista de verificação dos alimentos exterminadores de barriga

Grupo alimentar	Porções recomendadas por dia	Nº de porções que você consumiu
Vegetais crucíferos	2-3	
Frutas cítricas	1	
Fibras insolúveis	2	
Lignanos	2-3 colheres (sopa)	
Proteínas	3	
Cálcio	2	
Frutas (além das cítricas)	1	
Água	8-10 copos	

Não se esqueça dos suplementos para ter sucesso na perda de peso

Suplemento	Dosagem recomendada	O que você tomou	A que horas
Creme de progesterona bioidêntica	• Mulheres que menstruam: 2 vezes ao dia nos 8º-26º dia do ciclo • Mulheres que não menstruam mais ou estão na perimenopausa: 2 vezes ao dia por 25 dias, depois fique 5 dias sem usar • Mulheres que também tomam estrogênio bioidêntico: 2 vezes ao dia, todos os dias • Homens: 2 vezes ao dia por 25 dias, depois fique 5 dias sem usar		
Cálcio D-glucarato	1.000mg 2 vezes ao dia		
DIM	Mulheres devem tomar 200mg/dia; homens 400mg/dia		
Vitaminas do complexo B	1 por dia		
Vitamina E	400 IU por dia		
Suplemento de cálcio-magnésio	1.500mg de cálcio e 750mg de magnésio		
7-Ceto-DHEA	100mg pela manhã		
Quitosana	750mg a 1g 3 vezes ao dia; nas refeições		

Como você cuidou de si mesmo hoje?

Atividade	Fazendo o quê?	A que horas?	Por quanto tempo?	Com quem?
Conscientemente arrumar tempo para desestressar				
Fazer exercícios físicos				
Rir				
Dormir				

APÊNDICE B

Como reduzir o estrogênio em seu ambiente

A lista a seguir pode ajudá-lo a tomar medidas para reduzir os efeitos dos estrogênios ambientais em sua vida:

- Como alguns plásticos soltam xeno-hormônios quando aquecidos, considere que todos façam o mesmo e proteja-se: não consuma bebidas quentes em copos de plástico e não beba água numa garrafa plástica que estava no sol ou num carro quente.
- Não esquente alimentos e bebidas no micro-ondas em recipientes plásticos; evite usar plástico para cobrir alimentos no micro-ondas.
- Tenha um filtro de boa qualidade em casa. Beba e cozinhe apenas com água filtrada.
- Sempre que possível, coma apenas carnes e laticínios orgânicos e sem hormônios.
- Coma frutas orgânicas, que não receberam pesticidas.
- Lave todas as frutas para limpar qualquer tipo de resíduo químico ou de pesticidas.

- Jogue fora todos os pesticidas, herbicidas e fungicidas.
- Nunca dedetize sua casa com pesticidas.
- Pesquise e use compostos com produtos orgânicos para jardinagem doméstica e controle de pragas.
- Verifique os rótulos do que você consome em busca dos seguintes produtos químicos: hidrocarbonetos alifáticos (n-hexano); hidrocarbonetos halogenados (tetracloreto de carbono, tricloroetileno), álcoois (metanol, etanol), hidrocarbonetos cíclicos (ciclohexano), ésteres (acetato de etila), éteres (éter etílico), nitro-hidrocarbonetos (nitrato de etila), cetonas (acetona, metil etil cetona), glicóis (etilenoglicol), hidrocarbonetos aromáticos (benzeno) e aldeídos (acetaldeído). Não compre qualquer produto contendo essas substâncias químicas e jogue fora os que você encontrar em casa.
- Verifique seus cosméticos em busca de ingredientes tóxicos e jogue-os fora caso encontre algum. A maioria das lojas de produtos naturais já vende diversos cosméticos orgânicos e até tinturas naturais para o cabelo.
- Não use amaciante de roupas.
- Troque perfumes e purificadores de ar por óleos aromáticos naturais e aromas frescos do seu jardim.
- Como a maioria dos produtos espermicidas é composta de produtos petroquímicos, evite usar preservativos lubrificados ou géis vaginais.
- Casas ou escritórios novos contendo carpetes, compensados, tintas e colas recém-aplicadas podem emitir uma vasta gama de vapores tóxicos. Pense em limpar as toxinas do ambiente com um filtro de ar portátil antes de fazer a mudança.
- Nunca faça tratamento com hormônios sintéticos.
- Avalie as opções de planejamento familiar e, sempre que possível, encontre uma alternativa à pílula anticoncepcional. Se escolher usá-la como contraceptivo, faça pelo menor período de tempo possível.

APÊNDICE C
Fontes de pesquisa

Observação: As informações de contato listadas nesta seção são válidas quando da publicação deste livro.

Testando os níveis hormonais

Se você não sentiu alívio nos sintomas ao usar o creme de progesterona, isso pode ser um sinal de que seus níveis hormonais começaram a oscilar. Neste momento, um teste de saliva ou de sangue capilar pode ser a próxima etapa a seguir para avaliar a taxa atual dos três hormônios sexuais.

A eficiência da tecnologia dos testes de saliva e de sangue capilar feitos em laboratório permite a medição precisa de uma vasta gama de hormônios e a detecção de desequilíbrios hormonais.

1. *Exame de saliva*

Com uma coleta que pode ser feita em casa — e por ser preciso e barato —, o exame da saliva fornece um quadro verdadeiro dos níveis biodisponíveis dos hormônios esteroides.

2. Exame de sangue capilar

O exame de sangue capilar — basta uma picada no dedo — fornece uma alternativa fácil ao sangue colhido no laboratório ou consultório do médico.

3. Combinação de exame de saliva e de sangue capilar

Combina o material de saliva e sangue capilar em um só kit de exame para facilitar a coleta caseira a fim de analisar os principais grupos hormonais — reprodutivos, suprarrenais e da tireoide — no mesmo dia.

Alimentos e produtos para o "tanquinho"

Alimentos orgânicos

Mercearias e supermercados

Em virtude da crescente demanda por parte dos consumidores, quase toda mercearia ou supermercado vende algum tipo de alimento orgânico.

Marcas favoritas

Vitaminas e suplementos

Quando abri minha primeira Natural Medicine Store, coloquei nas prateleiras produtos naturais de vários fabricantes. Não demorou muito para as diversas reações de meus pacientes e clientes indicar que nem todos os fabricantes são confiáveis. De acordo com uma pesquisa recente, de aproximadamente 1.000 suplementos realizados pelo ConsumerLab.com, uma empresa de certificação de produtos, um em cada quatro suplementos tem problemas de qualidade, como contaminação ou não inclusão de um ingrediente listado no rótulo.

Conforme descobri essa discrepância entre fabricantes, usei meu treinamento e experiência profissional como farmacêutico de manipulação para estabelecer critérios que garantiriam a segurança e eficácia de qualquer produto vendido na minha loja.

Os critérios que adotei para os produtos da minha loja eram e ainda são simples, porém não negociáveis: **verdade e qualidade no rótulo.** Isso significa que, para minha linha particular, bem como outras linhas de produtos naturais que vendo, exijo diretrizes rígidas para o processo de fabricação. São elas:
- Teste de matérias-primas
- Teste de potência
- Rastreabilidade do produto
- Teste de pureza
- Frescor do produto
- Testes microbiológicos

A questão principal é o rótulo honesto. Os consumidores têm o direito de saber o que colocam no corpo e obter a quantidade de ingrediente ativo pelo qual estão pagando.

Para comprar os produtos do Dr. Randolph pela internet, acesse www.hormonewell.com/shop_online.html.

A **Life Extension** é uma empresa de ótima reputação para obter vitaminas e suplementos cujos padrões de fabricação garantem pureza e qualidade excepcionais.

Grão integral

Só porque um pão, cereal ou massa é marrom, não significa que seja um produto integral. Verifique a lista de ingredientes em busca das palavras "integral" ou "trigo integral" para confirmar se eles são feitos de grãos integrais. Alguns alimentos são produzidos com uma mistura de grãos integrais e refinados.

Outros produtos com grãos contêm quantidades significativas de farelo. O farelo fornece fibras, que são importantes para a saúde. Contudo, produtos com adição de farelo ou apenas farelo (por exemplo, farelo de aveia) não são necessariamente produtos integrais.

No site www.wholegrainlife.com, a General Mills fornece excelentes informações a respeito de "O que é um grão integral?" e "Como encontrar um produto com grãos integrais?".

Outra marca que merece ser conferida é a Food For Life (www.foodforlife.com). Sou grande fã de suas massas e pães integrais orgânicos. Também vendo produtos da Food for Life nas minhas lojas Natural Medicine, mas para saber onde mais você pode comprá-los, consulte o localizador de lojas no site da empresa.

Produtos orgânicos para limpeza doméstica

Lembre-se de que é importante diminuir sua exposição a estrogênios ambientais ou xenoestrogênios. Recomendo usar produtos orgânicos para limpeza doméstica sempre que possível.

Cosméticos seguros

Recomendo que você se certifique de que seus cosméticos sejam seguros. Muitos não são. A Campaign for Safe Cosmetics [Campanha para Cosméticos Seguros] é uma coalizão de grupos ambientais, educacionais, religiosos, de saúde pública, de trabalhadores, de mulheres e de consumidores. O objetivo dessa coalizão é proteger a saúde do consumidor, exigindo que a indústria de saúde e beleza pare gradualmente com o uso de produtos químicos associados a câncer, a malformações congênitas e a outros problemas de saúde, passando a utilizar alternativas mais seguras.

Grupos ambientais e de saúde pública contrataram um laboratório a fim de testar 72 produtos de beleza comerciais, vendidos sem receita médica, para verificar a presença de ftalatos, uma família de produtos químicos industriais associada a malformações congênitas e no sistema reprodutor masculino.

É possível encontrar uma lista de quem alegou não usar produtos químicos prejudiciais à saúde e prometeu implementar planos de substituição, trocando os materiais perigosos por alternativas mais seguras em todos os mercados atendidos por eles, no site da campanha Safe Cosmetics: www.safecosmetics.org/companies/signers.cfm. Até agora, muitas grandes empresas recusaram-se a assinar o Pacto para Cosméticos Seguros, incluindo OPI, Avon, Estee Lauder, L'Oreal, Revlon, Proctor & Gamble e Unilever.

A boa notícia é que cosméticos seguros podem ser facilmente encontrados. A fonte favorita da minha coautora, Genie James, para obter maquiagem e tintura de cabelos "verdes" é a The Body Shop. A revista *Marketing Week* revelou que a The Body Shop foi votada como a "Principal Marca Verde" no Reino Unido, sendo também a oitava marca mais verde dos Estados Unidos. Essas descobertas estão de acordo com a pesquisa recente 2007 Image Power Green Brands Survey e também com a *Marketing Week*/Brand Index Online Survey. Os produtos da The Body Shop podem ser adquiridos online, www.thebodyshop.com ou em vários shoppings.

Recentemente, a Genie também descobriu outro site ótimo para comprar cosméticos seguros pela Internet. Visite-o em: www.thermospa.com.

Garrafas de água

Conforme mencionado nos capítulos anteriores, é fundamental beber muita água, mas por favor tenha cuidado com garrafas plásticas. Os plásticos feitos de resina de policarbonato podem liberar bisfenol A (BPA), um potente destruidor de hormônios. O BPA é um produto químico existente na resina de epóxi e em plásticos policarbonados, que pode prejudicar os órgãos reprodutores e ter efeitos adversos em tumores, no desenvolvimento de tecidos da mama e no desenvolvimento da próstata, reduzindo a contagem de espermatozoides.

O BPA pode se infiltrar nas garrafas de águas pelo desgaste natural do uso e pela exposição ao calor e agentes de limpeza. Isso pode ocorrer ao deixar a garrafa plástica no carro enquanto resolve seus problemas, guardá-la na mochila durante caminhadas, passá-la na lava-louças ou usar detergentes fortes. Além do mais, um estudo realizado em 2003 pela Missouri University e publicado no *Environmental Health Perspectives* revelou níveis detectáveis de BPA em líquidos na temperatura ambiente. Isso significa que simplesmente deixar a garrafa de água na sua mesa pode ser perigoso. O melhor a fazer é evitar totalmente o plástico. (Observação: mamadeiras feitas de plásticos com policarbonato desapareceram silenciosamente do mercado norte-americano, apesar da indústria garantir que esse tipo de plástico é seguro.)

Existem duas formas de evitar a exposição ao BPA. Primeiro, se você carrega água com você, troque para uma garrafa de aço inoxidável. Mas tenha cuidado: muitos produtos vendidos no mercado são revestidos com resina de epóxi, o que atrapalha nosso objetivo. Certifique-se de que a garrafa seja de aço inoxidável, tanto por dentro quanto por fora. Garrafas de aço inoxidável são leves, duráveis e conservam bem tanto líquidos quentes quanto frios.

A segunda maneira é reutilizar recipientes de vidro, como garrafas de suco. Sim, elas são mais pesadas, mas podem ser uma boa solução se você está no escritório, e a mobilidade não é importante. Outra opção é comprar garrafas de água de vidro.

Referências

Livros

Se você ainda não o fez, recomendo fortemente a leitura do meu primeiro livro, *From Hormone Hell to Hormone Well*, no qual ofereço uma base ainda mais forte sobre a segurança e a eficácia da reposição com hormônios bioidênticos. Você pode comprá-lo pela internet através do meu site, www.hormonewell.com ou na www.amazon.com.

Além disso, há muitos outros médicos pioneiros e especialistas que ajudaram a formar uma base de aprendizado e conhecimentos a respeito da terapia com hormônios bioidênticos. Tenho os livros a seguir na minha biblioteca. Cada autor oferece ao leitor os benéficos de obter informações adicionais em outra perspectiva. Por favor, observe que essas fontes de pesquisa não estão em ordem de mérito, mas sim em ordem alfabética de acordo com o autor.

Lee, John R., M.D. *Natural Progesterone, The Multiple Role of a Remarkable Hormone*. Sebastopol, CA: BLL Publishing, 1993.

—, Jesse Hanley, M.D. e Virginia Hopkins. *What Your Doctor May Not Tell You About Perimenopause*. Nova York: Warner Books, 1999.

— e Virginia Hopkins. *What Your Doctor May Not Tell You About Menopause*. Nova York: Warner Books, 1996.

—, David Zava, Ph.D. e Virginia Hopkins. *What Your Doctor May Not Tell You About Breast Cancer*. Nova York: Warner Books, 2002.

Northrup, Christiane, M.D. *The Wisdom of Menopause: Creating Physical and Emotional Health and Healing During the Change*. Nova York: Bantam Books, 2001.

— *Women's Bodies, Women's Wisdom: Creating Physical and Emotional Health and Healing*. Nova York: Bantam Books, 1994.

Schwartz, Erika, M.D. *The Hormone Solution*. Nova York: Warner Books, 2002.

Seaman, Barbara. *The Greatest Experiment Ever Performed on Women: Exploding the Estrogen Myth*. Nova York: Hyperion Books, 2003.

Shulman, Neil, M.D., e Kim S. Edmunds, M.D. *Healthy Transitions: A Woman's Guide to Perimenopause, Menopause & Beyond*. Nova York: Prometheus Books, 2004.

Somers, Suzanne. *The Sexy Years, Discover the Hormone Connection: The Secret to Fabulous Sex, Great Health, and Vitality for Women and Men*. Nova York: Crown Publishers, 2004.

Taylor, Eldred, M.D. e Ava Bell-Taylor, M.D. *Are Your Hormone Making You Sick?* Physicians Natural Medicine, Inc., 2000.

Whitaker, Julian, M.D. *Dr. Whitaker's Guide to Natural Hormone Replacement*. Potomac, MD: Phillips Publishing, 1999.

Wilson, James L., N.D., D.C., Ph.D. *Adrenal Fatigue*. Petaluma, CA: Smart Publications, 2003.

Wright, Jonathan V., M.D., e John Morgenthaler. *Natural Hormone Replacement for Women Over 45*. Petaluma, CA: Smart Publications, 1997.

Boletins

Boletins por e-mail podem ser ótimas fontes de informações sobre a saúde dos hormônios. Eles também funcionam como lembretes de informações importantes que você possa ter lido uma vez e esquecido. Hoje, existem diversos boletins interessantes disponíveis. Recomendo que você assine os seguintes:

O Meu. Você pode se registrar para receber meu boletim mensal gratuito em meu site, www.hormonewell.com

Women in Balance: www.womeninbalance.org

Healthwatch, da Virginia Hopkin: www.virginiahopkinshealthwatch.com

The Natural Progesterone Advisory Network: www.natural-progesterone-advisory-network.com

A Melhor fonte de pesquisa: Você

Para finalizar, quero lembrar que ninguém pode dizer o que é certo para você, para seu corpo ou para sua saúde. Recomendo que você leia, pergunte e faça o dever de casa, pesquisando. Embora eu me sinta privilegiado por ser sua fonte de pesquisa, quando se trata de sua saúde e de seu bem-estar, apenas *você* pode ser a autoridade final.

REFERÊNCIAS

Abdulla, M., e P. Gruber. "Role of Diet Modification in Cancer Prevention." *Biofactors* 12, 2000, p. 45-51.

Abraham, G. E. e R. E. Rumley. "The Role of Nutrition in Managing the Premenstrual Tension Syndromes." *Journal of Reproductive Medicine* 32, 1987, p. 405-22.

Alam, I., K. Lewis, J. W. Stephens e J. N. Baxter. "Obesity, Metabolic Syndrome and Sleep Apnoea: All Pro-inflammatory States." *Obesity Review* 8, nº 2, 2007, p. 119-27.

Allison, D. B., G. Gadbury, L. G. Schwartz, R. Murugesan, J. L. Kraker, S. Heshka, K. R. Fontaine e S. B. Heymsfield. "A Novel Soy-Based Meal Replacement Formula for Weight Loss Among Obese Individuals: A Randomized Controlled Clinical Trial." *European Journal of Clinical Nutrition* 57, 2003, p. 514-22.

Angell, M. *The Truth About the Drug Companies.* Nova York: Random House, 2005.

Ann, N. Y. *Mind-Body Medicine: Stress and Its Impact on Overall Health and Longevity.* Nova York: New York Academy of Sciences, 2005.

Appleby, M. "Why Drinking Water Is Really the Key to Weight Loss." www.inch-aweigh.com, 2006.

Aronson, D. "Take the Right Vitamins for You." *Natural Health*, agosto/2003, p. 67-77.

Babal, K. "Reversing Liver Damage: The Body's Largest Detox Organ Needs Repair Work Now and Then." *Nutrition Science News*, outubro/1997.

Balch, J. e P. Balch. *Prescription for Nutritional Healing: A-to-Z Guide to Supplements.* Garden City Park, Nova York: Avery, 1998.

Barbosa, J. C., T. D. Shultz, S. J. Filley e D. C. Neiman. "The Relationship Among Adiposity, Diet, and Hormone Concentrations in Vegetarian and Nonvegetarian Postmenopausal Women." *American Journal of Clinical Nutrition* 51, 1990, p. 798-803.

Barrett-Connor, E. e T. L. Bush. "Estrogen and Coronary Heart Disease in Women." *Journal of the American Medical Association* 265, 1991, p. 1861-67.

Barrett-Connor, E., D. Grady e M. L. Sefanik. "The Rise and Fall of Menopausal Hormone Therapy." *Annual Review of Public Health* 26, 2005, p. 115-40.

Batterham, Rachel. *Journal of Cell Metabolism*, 2006.

Benson, H. e E. M. Stuart. *The Wellness Book*. Nova York: Fireside, 1992.

Biskin, M. S. "Nutritional Deficiency in the Etiology of Menorrhagia, Metrorrhagia, Cystic Mastitis and Premenstrual Tension: Treatment with Vitamin B Complex." *Journal of Clinical Endocrinology Metabolism* 3, 1943, p. 227.

Blair, S., H. Kohl, R. Paffenbarger, D. Clark, K. Cooper e L. Gibbons. "Physical Fitness and All-Cause Mortality: A Prospective Study of Healthy Men and Women." *Journal of the American Medical Association* 262, 1989, p. 2395-2401.

Blumenthal, J., R. Williams, T. Needles e A. Wallace. "Psychological Changes Accompanying Aerobic Exercise in Healthy Middle-Aged Adults." *Psychosomatic Medicine* 44, 1982, p. 529-36.

Boggiano, M. M., A. I. Artiga, C. E. Pritchett, P. C. Chandler-Laney, M. L. Smith e A. J. Eldridge. "High Intake of Palatable Food Predicts Binge-Eating Independent of Susceptibility to Obesity: An Animal Model of Lean vs. Obese Binge-Eating and Obesity With and Without Binge-Eating." *International Journal of Obesity*, 2007.

Borysenko, J. *Minding the Body, Mending the Mind*. Reading, MA: Addison-Wesley, 1987.

Campana, W. M., and C. R. Baumrucker. *Handbook of Milk Composition: Hormones and Growth Factors in Bovine Milk*. Nova York: Academic Press, 1995.

Chang, M. L. W. "Dietary Pectic: Effect on Metabolic Processes in Rats." In *Unconventional Sources of Dietary Fiber*, editada por I. Furda. Washington, DC: American Chemical Society, 1983.

Chen, I., S. Safe e L. Bjeldanes. "Indole-3-Carbinol and Diindolylmethane as Aryl Hydrocarbon Receptor Agonists and Antagonists in T47D Human Breast Cancer Cells." *Journal of the National Cancer Institute* 7, 1996, p. 1069-76.

Cho, E. J., Y. A. Lee, H. H. Yoo e T. Yokozawa. "Protective Effects of Broccoli Against Oxidative Damage in Vitro and in Vivo." *Journal of Nutritional Scientific Vitaminology* 52, nº 6, 2006, p. 437-44.

Colbert, D. *The Bible Cure for Thyroid Disorders*. Lake Mary, FL: Siloam, 2004.

Collins, K. "How Whole Grains Can Fight Disease." Disponível online em http://www.msnbc.msn.com/id/7080356.

Deibert, P., D. Konig, A. Schmidt-Trucksaess, K. S. Zaenker, I. Frey, U. Landmann, and A. Berg. "Weight Loss Without Losing Muscle Mass in Pre-obese and Obese Subjects Induced by a High-Soy-Protein Diet." *International Journal of Obesity* 28, p. 2004, p. 1349-52.

Diamond, J. *Surviving Male Menopause*. Naperville, IL: Sourcebooks, 2000.

Dossey, L. *Reinventing Medicine: Beyond Mind-Body to a New Era of Healing*. San Francisco: HarperSanFrancisco, 1999.

Dubey, R. K., D. G. Gillespie, E. K. Jackson e Paul J. Keller. "17B-Estradiol, Its Metabolites, and Progesterone Inhibit Cardiac Fibroblast Growth." *Hypertension* 31, 1998, p. 522. Disponível online em http://www.ahajournals.org.

Edwards, C. "Mechanisms of Action on Dietary Fiber on Small Intestinal Absorption and Motility." In *New Development in Dietary Fiber*. Nova York: Plenum Press, 1990.

Eisenstein, J., S. B. Roberts, G. Dallal e E. Saltzman. "Structured Weight Loss Programs: Meta-Analysis of Weight Loss at 24 Weeks and Assessment of Effects of Intervention Intensity." *Advanced Therapy* 21, 2004, p. 61-75.

Elkins, R. *Nature's Phen-Fen: Natural Supplements for Losing Weight*. Pleasant Grove, UT: Woodland Publishing, 1997.

Epstein, S. "American Beef: Why Is It Banned in Europe?" Disponível online em http://www.preventcancer.com/consumers/general/hormones_meat.htm.

Fontaine, K. R., D. Yang, G. L. Gadbury, S. Heshka, L. G. Schwartz, R. Murugesan, J. L. Kraker, M. Heo, S. B. Heymsfield e D. B. Allison. "Results of a Soy-Based Meal Replacement Formula on Weight, Anthropometry, Serum Lipids and Blood Pressure During a 40-week Clinical Weight-Loss Trial." *European Journal of Clinical Nutrition* 57, 2003, p. 514-22.

Fournier, L. R., R. Borchers, L. M. Robison, M. Wiediger, J. S. Park, B. P. Chew, M. K. McGuire, D. A. Sclar, T. L. Skaer e K. A. Beerman. "The Effects of Soy Milk and Isoflavone Supplements on Cognitive Performance in Healthy, Postmenopausal Women." *Journal of Nutrition, Health, and Aging* 11, nº 2, 2007, p. 155-64.

Friel, P. N., C. Hinchcliffe e J. V. Wright. "Hormone Replacement with Estradiol: Conventional Oral Doses Result in Excessive Exposure to Estrogen." *Alternative Medical Review* 10, 2005, p. 36-41.

Fukada,Y., K. Kimura, e Y. Ayaki. "Effects of chitosan feeding on intestinal bile acid metabolism in rats." *Lipids* 20, 1991, p. 395-99.

Furda, I. "Interaction of Dietary Fiber with Lipids: Mechanic Theories and Their Limitations." In *New Developments in Dietary Fiber*. New York: Plenum Press, 1990.

Gandhi, R, and S. M. Snedeker: "Consumer Concerns About Hormones in Food". Disponível online em http://www.envirocancer.cornell.edu/Factsheet/Diet/fs37.hormones.cfm.

Garry, P. J., R. N. Baumgartner, S. G. Brodie, G. D. Montoya, H. C. Liang, R. D. Lindeman e T. M. Williams. "Estrogen Replacement Therapy, Serum Lipids, and Polymorphism of the Apolipoprotein E Gene." *Clinical Chemistry* 45, 1999, p. 1214-23. Disponível online em http://www.clinchem.org.

Gaudet, T. W., P. Spencer e A. Weil. *Consciously Female*. Nova York: Bantam Books, 2004.

Gearon, C. J. "Midlife or Menopause?" Disponível online em http://www.health.discovery.com/centers/mens/articles/andropause.html.

Geim, C., U. Ehlert e D. H. Hellhammer. "The Potential Role of Hypocortisolism in the Pathophysiology of Stress-Related Bodily Disorders." *Psychoneuroendocrinology* 25, nº 1, 2000, p. 1-35.

Giuca, L. "Nothing Complex About Choosing the Right Carbohydrates in Diet." *The Milwaukee Journal Sentinel*, 1999. Disponível online em http://www.findarticles.com/p/articles/mi_qn4196/is_19990117/ai_n10494852.

Goldin, B. R., H. Adlercreutz, J. T. Dwyer, L. Swenson, J. H. Warram e S. L. Gorbach. "Effect of Diet on Excretion of Estrogens in Peri- and Postmenopausal Women." *Cancer Research* 14, 1981, p. 3771-73.

— e S. L. Gorbach. "Effect of Diet on the Plasma Levels, Metabolism, and Excretion of Estrogens." *American Journal of Clinical Nutrition* 48, 1988, p. 787-90.

Goldstein, J., C. K. Sites e M. J. Toth. "Progesterone Stimulates Cardiac Muscle Protein Synthesis via Receptor-Dependent Pathway." *Fertility and Sterility* 82, nº 2, 2004, p. 430-36. Disponível online em http://www.sciencedirect.com.

Graham, J. "How Stress Makes You Fat." *Ladies Home Journal*, julho/ 2005, p. 168-74.

Greider, K. *The Big Fix*. Nova York: Public Affairs, 2003.

Grossman, T. *The Baby Boomers' Guide to Living Forever*. Golden, CO: Hubristic Press, 2000.

Hawthorne, F. *Inside the FDA*. Hoboken, Nova Jérsei: John Wiley & Sons, 2005.

Holm R. R. e P. Bjorntorp. "Food-Induced Cortisol Secretion in Relation to Anthropometric, Metabolic and Haemodynarnic Variables in Men." *International Journal of Obesity-Related Metabolic Disorders* 24, nº 4, 2000, p. 416-22.

Holmes, M. "Adrenal Fatigue: The Effects of Stress and High Cortisol Levels." *Women to Women*, 2006, p. 1-4.

Hoy, C. *The Truth About Breast Cancer*. Ontario, Canadá: Stoddart, 1996.

Igimi, H., M. Nishimura, R. Kodama e H. Ide. "Studies on the Metabolism of d-Limonene: The Absorption, Distribution, and Exvertion of d-Limonene in Rats." *Xenobiotica* 4, nº 2, 1974, p. 77-84.

Ikeda, I., M. Sugano, K. Yoshida, E. Sasaki, Y. Iwamoto e K. Hatano. "Effects of Chitosan Hydrolysates on Lipid Absorption and on Serum and Liver Lipid Concentrations in Rats." *Journal of Agricultural and Food Chemistry* 41, 1993, p. 431-435.

Ingram, D. M., F. C. Bennett, D. Wilcox e N. de Klerk. "Effect of Low-Fat Diet on Female Sex Hormone Levels." *Journal of the National Cancer Institute* 79, 1987, p. 1225-29.

Jenness, R. "Composition of Milk." In *Fundamentals of Dairy Chemistry*, editado por N. P. Wong, R. Jenness, J. Kenney e E. H. Marth. Nova York: Reinhold, 1988.

Jeong, H. J., Y. G. Shin, I. H. Kim e J. M. Pezzuto. "Inhibition of Aromatase Activity by Flavonoids." *Archives of Pharmacological Research* 22, 1999, p. 309-12.

Kannel, W. B., M. C. Hjortland, P. M. McNamara e T. Gordon. "Menopause and Risk of Cardiovascular Disease: The Framingham Study." *Annals of International Medicine* 85, 1976, p. 447-452.

Kao, Y. C., C. Zhou, M. Sherman, C. A. Laughton e S. Chen. "Molecular Basis of the Inhibition of Human Aromatase by Flavone and Isoflavone Phytoestrogens: A Site-Directed Mutagenesis Study." *Environmental Health Perspectives* 106, nº 2, 1998, p. 85-92.

Kellis, J. T. e L. E. Vickery. "Inhibition of Human Estrogen Synthetase by Flavones." *Science* 225, nº 4666, 1984, p. 1032-34.

Kelly, J., D. Kaufman, K. Kelly, L. Rosenberg, T. Anderson e A. Mitchell. "Recent Trends in Use of Herbal and Other Natural Products." *Archives of Internal Medicine* 165, nº 3, 2005. Disponível online em: http://www.archinte.ama-assn.org/cgi/content/abstract/165/3/281.

Keys, A., e M. Keys. *How to Eat Well and Stay Well the Mediterranean Way*. Garden City, Nova York: Doubleday, 1975.

Knorr, D. "Recovery and Utilization of Chitin and Chitosan in Food Processing Waste Management." *Food Technology* 45, 1991, p. 114-22.

Kodama, R., A. Okubo, E. Araki, K. Noda, H. Ide e T. Ikeda. "Studies on the Metabolism of d-Limonene as a Gallstone Solubilizer: Effects on Development of Mouse Fetuses and Offspring." *Oyo Yakuri* 13, nº 6, 1977, p. 863-73.

Lee, J. R. *Natural Progesterone: The Multiple Role of a Remarkable Hormone*. Sebastopol, Canadá: BLL Publishing, 1993.

Lee, J. R., J. Hanley e V. Hopkins. *What Your Doctor May Not Tell You About Perimenopause: Balance Your Hormones and Your Life from Thirty to Fifty*. Nova York: Warner Books, 1999.

Lee, J. R. e V. Hopkins. *What Your Doctor May Not Tell You About Menopause*. Nova York: Warner Books, 1996.

Lee, J. R., D. Zava e V. Hopkins. *What Your Doctor May Not Tell You About Breast Cancer: How Hormone Balance Can Help Save Your Life*. Nova York: Warner Books, 2002.

Leon, A., J. Connett, D. Jacobs e R. Rauramaa. "Leisure-Time Physical Activity Levels and Risk of Coronary Heart Disease and Death: The Multiple Risk Factor Intervention Trial." *Journal of the American Medical Association* 258, 1987, p. 2388-95.

Leonetti, H. B., S. Longo e J. N. Anasti. "Transdermal Progesterone Cream for Vasomotor Symptoms and Postmenopausal Bone Loss." *Obstetrics and Gynecology* 94, 1999, p. 225-28.

Lerner, M. *Choices in Healing: Integrating the Best of Conventional and Complementary Approaches to Cancer*. Cambridge, MA: MTT Press, 1994.

Lewis, T, T, S. A. Everson-Rose, B. Sternfeld, K. Karavolos, D. Wesley e L. H. Powell. "Race, Education, and Weight Change in a Briacia Sample of Women at Midlife." *Archives of Internal Medicine* 165, 2005, p. 545-51.

Lopez, D., M. D. Sanchez, W. Shea-Eaton e M. P. McLean. "Estrogen Activates the High Density Lipoprotein Receptor Gene via Binding to Estrogen Response Elements and Interaction with Sterol Regulatory Element Binding Protein-lA." *Endocrinology* 143, 2002, p. 2155-68.

Maezaki, Y., K. Tusuji, Y. Nakagawa, Y. Kawai e M. Akimoto. "Hypocholesterolemic Effect of Chitosan in Adult Males." *Bioscience Biotechnology and Biochemistry* 57, 1993, p. 1439-44.

Manson, J. E e S. Bassuk. *Hot Flashes, Hormones & Your Health*. Nova York: McGraw-Hill, 2007.

McKwoen, N. M., J. B. Meigs, S. Liu, E. Saltzman, P. W. Wilson e P. F. Jacques. "Carbohydrate Nutrition, Insulin Resistance, and the Prevalence of the Metabolic Syndrome in the Framingham Offspring Cohort." *Diabetes Care* 27, 2004, p. 518-46.

Mendelsohn, M. E. e R. H. Karas. "The Protective Effects of Estrogen on the Cardiovascular System." *New England Journal of Medicine* 340, 1999, p. 1801-11.

Miller, V. M., D. J. Tindall e P. Y. Liu. "Of Mice, Men, and Hormones." *Arteriosclerosis, Thrombosis, and Vascular Biology* 24, 2004, p. 995.

Morales, A. J., R. H. Hubrich e J. Y. Hwang. "The Effect of Six Months' Treatment with a 100 mg Daily Dose of Dehydroepiandrosterone on Circulating Sex Steroids." *Clinical Endocrinology* 29, 1998, p. 421-32.
Morales, A. J., J. J. Nolan, J. C. Nelson e S. S. C. Yen. "Effects of Replacement Dose of DHEA in Men and Women of Advancing Age." *Journal of Clinical Endocrinology Metabolism* 78, 1994, p. 1360.
Myers, H. F, T. T. Lewis e T. Parker-Dominguez. *Stress, Coping and Minority Health: Biopsychosocial Perspectives on Ethnic Health Disparities*. Thousand Oaks, CA: Sage Publications, 2003.
Nestler, J. E., C. O. Barlascini, J. N. Clore e W. G. Blackard. "Dehydroepiandrosterone Reduces Serum Low Density Lipoprotein Level and Body Fat but Does Not Alter Insulin Sensitivity in Normal Men." *Journal of Clinical Endocrinology Metabolism* 66, 1988, p. 57-61.
Nhat, H. T, *Being Peace*. Berkeley, CA: Parallaz Press, 1987.
Northrup, C. *The Wisdom of Menopause: Creating Physical and Emotional Health and Healing During the Change*. Nova York: Bantam, 2001.
Northrup, C. *Women's Bodies, Women's Wisdom: Creating Physical and Emotional Health and Healing*. Nova York: Bantam Books, 1994.
Opdyke, D. J. L. "Monographs on Fragrance Raw Materials." *Food and Cosmetics* 13, 1975, p. 825-26.
Park, S. J., L. T. Goldsmith, J. H. Skurnick, G. Weiss e A. Wojtczuk. "Characteristics of the Urinary Luteinizing Hormone Surge in Young Ovulatory Women." *Fertility and Sterility*, 2007.
Pathak, N., S. Khandelwal. "Role of Oxidative Stress and Apoptosis in Cadmium Induced Thymic Atrophy and Splenomegaly in Mice." *Toxicology* 169, nº 2, 2007, p. 95-108.
Pelissero, C., M. J. Lenczowski, D. Chinzi, B. Davail-Cuisset, and J. P. Sumpter. "Fostier Effects of Flavonoids on Aromatase Activity: An in Vitro Study." *Journal of Steroidal, Biochemical, and Molecular Biology* 57, 1996, p. 215-23.
Plechner, A. J. "Cortisol Abnormality as a Cause of Elevated Estrogen and Immune Destabilization: Insights for Human Medicine from a Veterinary Perspective." *Medical Hypotheses* 62, nº 4, 2004, p. 575-81.

Prentice, R., F. C. Bennett, C. Clifford, S. Gorbach, B. Goldin e D. Byar. "Dietary Fat Reduction and Plasma Estradiol Concentration in Healthy Postmenopausal Women." *Journal of the National Cancer Institute* 82, 1990, p. 129-34.

Purohit, A., H. A. Hejaz e L. Walden. "The Effect of 2-Methoxyoestrone-3-O-Sulphamate on the Growth of Breast Cancer Cells and Induced Mammary Tumours." *International Journal of Cancer* 85, 2000, p. 584-89.

Raloff, J. "Hormones in Your Milk." *Science News Online* 164, nº 18, 2003. Disponível online em http://www.sciencenews.org/articles/20031101/food.asp.

Randall, M. "Hormones and Belly Fat." Disponível online em http://www.abc.net.au/overnights/stories/s1258936.htm.

Randolph, C. W. e G. James. *From Hormone Hell to Hormone Well*. Jacksonville Beach, FL: Natural Hormone Institute of America, 2004.

Ray, A., R. Semba, J. Walston, L. Ferrucci, A. Cappola, M. Ricks, Q. L. Xue e L. Fried. "Low Serum Selenium and Total Carotenoids Predict Mortality Among Older Women Living in the Community: The Women's Health and Aging Studies." *American Society for Nutrition* 136, 2006, p. 172-76. Disponível online em http://www.jn.nutrition.org/cgi/content/abstract/136/1/172.

Razdan, A. e D. Pattersson. "Effect of Chitin and Chitosan on Nutrient Digestibility and Plasma Lipid Concentrations in Broiler Chickens." *British Journal of Nutrition* 72, 1994, p. 277-88.

Reiss, U. e M. Zucker. *Natural Hormone Balance for Women*. New York: Pocket Books, 2001.

Remer, T. e F. Manz. "Estimation of the Renal Net Acid Excretion by Adults Consuming Diets Containing Variable Amounts of Protein." *American Journal of Clinical Nutrition* 59, 1994, p. 1356-61.

Renland, J. G. e P. E. Johnson. "Dietary Calcium and Manganese Effects on Menstrual Cycle Symptoms." *American Journal of Obstetrics and Gynecology* 168, 1993, p. 141.

Rose, D. P., J. R. Loughridge, C. Cohen e L. E. Strong. "Effect of Low-Fat Diet on Female Sex Hormone Levels in Women with Cystic Breast Disease." *Journal of the National Cancer Institute* 78, 1987, p. 623-26.

Rowen, R. "Redesigned Supplement Fights Breast and Prostate Cancer." *Dr. Robert Jay Rowen's Second Opinion* 15, nº 8, 2005.

Sahelian, R. "New Supplements and Unknown, Long-Term Consequences." *American Journal of Natural Medicine* 4, 1997, p. 8.

Saunders, Dave. "A View of the Mediterranean Diet Pyramid." Disponível online em http://www.changingshape.com/resources/articles/the-mediterranean-diet.asp.

Schoppen, B., A. Carbajal, A. Perez-Granados, F. Vivas e M. Vaquero. "Food, Energy and Macronutrient Intake of Postmenopausal Women from a Menopause Program." *Nutricion Hospitalaria* 20, nº 2, 2005, p. 101-109.

Schulze, M. B., S. Liu, E. B. Rimm, J. E. Manson, W. C. Willett e F. B. Hu. "Glycemic Index, Glycemic Load, and Dietary Fiber Intake and Incidence of Type 2 Diabetes in Younger and Middle-Aged Women." *American Journal of Clinical Nutrition* 80, 2004, p. 348-56.

Schwartz, E. *The Hormone Solution*. Nova York: Warner Books, 2002.

Seaman, B. *The Greatest Experiment Ever Performed on Women: Exploding the Estrogen Myth*. Nova York: Hyperion Books, 2003.

Shomon, M. "Do Soy Foods Negatively Affect Your Thyroid?" Disponível online em http://www.thyroid-info.com/articles/soydangers.htm.

Shulman, N. e K. S. Edmunds. *Healthy Transitions: A Woman's Guide to Perimenopause, Menopause & Beyond*. Nova York: Prometheus Books, 2004.

Shultz, T. D. e J. E. Leklem. "Nutrient Intake and Hormonal Status of Premenopausal Vegetarian Seventh-Day Adventists and Premenopausal Nonvegetarians." *Nutrition and Cancer* 4, 1983, p. 247-59.

Somers, S. *The Sexy Years, Discover the Hormone Connection: The Secret to Fabulous Sex, Great Health, and Vitality for Women and Men*. Nova York: Crown Publishers, 2004.

Sun, Y, C. Gu, X. Lui, W. Liang, P. Yao, J. L. Bolton e R. B. van Breemen. "Ultrafiltration Tandem Mass Spectrometry of Estrogens for Characterization of Structure and Affinity for Human Estrogen Receptors." *PubMed Central* 16, nº 2, 2005, p. 271-79. Disponível online em http://www.Pubmedcentral.nih.gov.

Taylor, E. B. e A. Bell-Taylor. *Are Your Hormones Making You Sick?* Physicians' Natural Medicine, 2000.

Teta, J. e K. Teta. "The Impact of Lifestyle Choices and Hormonal Balance on Coping with Stress." *The Townsend Letter*, 2005.

Trichopoulou, A., T. Costacou, C. Bamia e D. Trichopoulou. "Adherence to a Mediterranean Diet and Survival in a Greek Population." *The New England Journal of Medicine* 348, nº 26, 2003, p. 2599-2608.

Tsuji, M., Y. Fujisaki, and Y. Arikawa. "Studies on the Metabolism of d-Limonene as a Gallstone Solubilizer: Chronic Toxicity in Rats" *Oyo Yakuri* 9, nº 3, 1975, p. 403-112.

Uebelhack, R., J. U. Blohmer, H. J. Graubaum, R. Busch, J. Gruenwald e K. D. Wernecke. "Black Cohosh and St. John's Wort for Climacteric Complaints." *Obstetrics and Gynecology* 107, 2006, p. 247-55.

Usiskin, K. S., S. Butterworth e J. N. Clore. "Lack of Effect of Dehydroepiandrosterone in Obese Men." *International Journal of Obesity* 14, 1990, p. 457-63.

Vaillant, G. E. *Aging Well.* Boston: Little, Brown, 2002.

Van Duyn, M. A. e E. Pivonka. "Overview of the Health Benefits of Fruit and Vegetable Consumption for the Dietetics Professional: Selected Literature." *Journal of the American Dietary Association* 100, 2000, p.1511-21.

Weil, A. *Eating Well for Optimum Health: The Essential Guide to Bringing Health and Pleasure Back to Eating.* Nova York: Quill, 2001.

Whitaker, J. *Dr. Whitaker's Guide to Natural Hormone Replacement.* Potomac MD: Phillips Publishing, 1999.

Wilson, J. L. *Adrenal Fatigue.* Petaluma, CA: Smart Publications, 2001.

Wren, B. G., K. McFarland e L. Edwards. "Micro…d Transdermal Progesterone and Endometria Response." *Lancet* 354, 1999, p. 1447-48.

Wright, J. V. e J. Morgenthaler. *Natural Hormone Replacement for Women Over 45.* Petaluma, CA: Smart Publications, 1997.

Zimecki, M. e M. L. Kruzel. "Milk-Derived Proteins and Peptides of Potential Therapeutic and Nutritive Value." *Journal of Experimental Therapeutics and Oncology* 6, nº 2, 2007, p. 86-106.

ÍNDICE REMISSIVO

Os números de página que vierem seguidos por um *f* ou um *t* indicam figuras ou tabelas.

16-hidroxi, caminho, 133
2-hidroxi, caminho, 133
4-hidroxi, caminho, 133
7-ceto desidroepiandrosterona. *Ver* desidroepiandrosterona

abacate
   como alimento importante
      para reduzir a dominância estrogênica, 54
   como parte do plano de dieta, 62
   Salada de toranja e abacate, 197
abóbora
   abobrinha, 45, 47-48*t*
   como parte do plano de dieta, 69, 90
   Picadinho verde e amarelo, 174
abobrinha, 45, 47-48*t*
absorção
   água e, 54
   cálcio D-glucarato e, 105-6
   combinação de cálcio e magnésio, 108-9
acetaldeído, 212

acetato de etila, 212
acetona, 212
ácido pantotênico, 127
ácidos graxos ômega-3, 49
acima do peso, há quanto tempo você está, 31
aço inoxidável, garrafas de água e, 218
acompanhamentos. *Ver* pratos com vegetais
Activella, 93
açúcar
   desejos por, 26
   suplementos e, 108-9
açúcar no sangue, 49
Adrenal Boost [Força para a Suprarrenal], 127
aeróbica, 126
afinidade relativa de ligação (ARL), 92, 93
agente calmante, progesterona como, 24
água
   filtragem, 211
   garrafas de, 217-18
   importância da, 54-55
aipo
   como alimento importante
      para reduzir a dominância estrogênica, 44, 45, 47-48*t*

como parte do plano de dieta, 63, 71, 78, 84
álcool, 57, 58, 212
aldeídos, 212
alface
    como fonte de cálcio, 53*t*
    como parte do plano de dieta, 65
    Wrap de alface, frango e aspargos, 141
alface romana, como fonte de cálcio, 53*t*
alho
    como alimento importante
        para reduzir a dominância estrogênica, 46
    como parte do plano de dieta, 65, 71, 86
    Grão-de-bico com alho e macarrão, 146
    Vegetais simples com alho, 183
alimentos
    alimentos não negociáveis
        para reduzir a dominância estrogênica e, 43-48, 47-48*t*
    alimentos que aumentam o estrogênio e (*Ver* sucos)
    diário de, 208-10
    fast food e, 116
    fontes de pesquisa para comprar, 214-16
    comer fora e, 116
    lista diária de, 55
    manutenção do controle do peso, 115-16
    outros alimentos importantes
        para reduzir a dominância estrogênica e, 48-55
    plano mensal de dieta e, 59-90
alimentos orgânicos, 49-50, 211-12, 214-16
almoço. *Ver* plano mensal de dieta
amaciantes de roupa, 212
amêndoas
    como fonte de cálcio, 53*t*
    como fonte de proteínas, 50*t*
    como parte do plano de dieta, 62, 66, 68, 72, 77, 83, 87, 89
American Cancer Society, 97
American Liver Association, 57
andar de bicicleta, 126
andropausa, 31
Angell, Marcia, 95
anovulação, 34
ansiedade
    antidepressivos e, 37
    cortisol e, 126
    dominância estrogênica e, 32
    equilíbrio hormonal e, 32
    progesterona bioidêntica e, 100-1
antidepressivos
    dominância estrogênica e, 36-37
    necessidade de, 22
    progesterona como, 24
antioxidantes, frutas e, 53
apetite sexual. *Ver* libido
Appleby, Maia, 55
ar, filtros de, 212
arenque, 49
arroz. *Ver* arroz integral
arroz integral

Arroz integral com espinafre e queijo feta, 185
  como alimento importante para reduzir a dominância estrogênica, 45, 47-48*t*
  como parte do plano de dieta, 60, 65, 75, 76, 78, 81, 84, 86, 88
Salada fria de frango e arroz, 190
Arroz integral com espinafre e queijo feta, 185
aspargos
  Aspargos arrumadinhos, 172
  Aspargos grelhados com sementes de gergelim, 175
  Brócolis ou aspargos na frigideira com sementes de gergelim, 184
  como alimento importante para reduzir a dominância estrogênica, 44, 47-48*t*
  como parte do plano de dieta, 61, 64, 65, 66, 68, 71, 77, 78, 79, 81, 82, 85, 88
  Omelete de aspargos, 136
  Wrap de alface, frango e aspargos, 141
  Wrap de aspargos e peru, 163
Aspargos arrumadinhos, 172
Aspargos grelhados com sementes de gergelim, 175
atividade física
atividade física, estresse e, 126
atum
  como alimento importante para reduzir a dominância estrogênica, 49
  como parte do plano de dieta, 64, 73, 85
  Salada de atum incomum, 200
  Sanduíche de atum, 162
autoavaliação, para dominância estrogênica, 30-36
aves
  como fonte de proteínas, 50*t*
  xenoestrogênio e, 49
Avon, 217
azeite de oliva
  combinação de cálcio e magnésio e, 108-9
  como óleo saudável, 54
  como parte do plano de dieta, 61, 68, 76, 82, 86, 89
azia, água e, 54

bacon
  como parte do plano de dieta, 64, 66, 68, 71, 78, 79, 85, 87, 89
  Mexido de bacon de peru e salada de espinafre, 161
  Peixe assado na panela com salsa e bacon, 156
  Sopa de couve-flor e bacon de peru, 139
bactérias
  fibras solúveis e, 45
  lignanos e, 46
banana
  como alimento importante para reduzir a dominância estrogênica, 54

como parte do plano de dieta, 64, 70, 73, 77, 85
Banana na casca, 186
Batterham, Rachel, 49
BCL2, 97
bebidas. *Ver* álcool; cafeína; sucos; água
beterraba
    Beterraba assada, 181
    Beterraba e couve-de-bruxelas, 163
    Beterraba em conserva fácil, 173
    como alimento importante
        para reduzir a dominância estrogênica, 44, 47-48*t*
    como parte do plano de dieta, 61, 67, 70, 73, 76, 83, 85, 88
    Salada de beterraba e laranja, 187
    Salada de beterraba ralada, 198
    Salada de espinafre com beterraba e ricota, 203
Beterraba assada, 181
Beterraba e couve-de-bruxelas, 163
Beterraba em conserva fácil, 173
Beverly Hills Anti-Aging Center, 96
bi-est, 133
bisfenol A, 218
boletins, 220-21
Bolo de caranguejo com couve-flor, 140
BPA. *Ver* bisfenol A
Breus, Michael, 125
brócolis
    Brócolis e couve-flor com molho de lima-da-pérsia, 170

Brócolis ou aspargos na frigideira com sementes de gergelim, 184
    como alimento importante
        para reduzir a dominância estrogênica, 44, 47-48*t*
    como parte do plano de dieta, 61, 62, 64, 66, 71, 78, 80, 82, 89
    Marinado de brócolis, pepino e salada de tomate, 179
Brócolis e couve-flor com molho de lima-da-pérsia, 170
Brócolis ou aspargos na frigideira com sementes de gergelim, 184
búfalo, carne de, como parte do plano de dieta, 71

Caçarola colorida de peru, 142
cachorros-quentes, como parte do plano de dieta, 86
café, 57
café da manhã. *Ver* plano mensal de dieta
cafeína, 56-57, 58
    suplementos e, 108-9
cálcio
    cálcio D-glucarato, 105-6
    combinação de cálcio e magnésio, 108-9
    como mineral importante
        para reduzir a dominância estrogênica, 51-53, 55
    fontes de, 53*t*
calores
    equilíbrio hormonal e, 32

progesterona bioidêntica e, 100
reposição hormonal e, 36
caminhar, 126
caminhos hidroxi, 133
Campaign for Safe Cosmetics [Campanha para Cosméticos Seguros], 216
câncer
   cálcio D-glucarato e, 105-6
   estrogênio e, 38-39
   estrona e, 93
   progesterona bioidêntica e, 96-97
   progesterona e, 24
câncer de mama
   progesterona e, 24
   The Truth About Breast Cancer e, 39
câncer de ovário, progesterona e, 24
ovários
   anovulação e, 34
   equilíbrio hormonal e, 13-14
   estrogênio e *(Ver* estrogênio)
   reposição hormonal bioidêntica e, 93
câncer de colo de útero, progesterona e, 24
Cancer Detection and Prevention Journal, 94
cápsula de gel, progesterona bioidêntica e, 100. *Ver também* progesterona
cápsulas, progesterona bioidêntica e, 100. *Ver também* progesterona
caranguejo, carne de
   Bolo de caranguejo com couve-flor, 140

como parte do plano de dieta, 78
carboidratos
   açúcar no sangue e, 49
   estrogênio e, 56
carne
   álcool e, 58
   como fonte de proteínas, 50*t*
   xenoestrogênio e, 33-34, 35, 49
carne bovina
   como fonte de proteínas, 49-50, 50*t*
   como parte do plano de dieta, 64, 71, 85
carne vermelha, 49-50
carpete, 212
castanhas-do-pará, como fonte de proteínas, 50*t*
celulose especial, 127
cereais
   álcool e, 58
   como alimento importante para reduzir a dominância estrogênica, 45, 47-48*t*
   como parte do plano de dieta, 62, 67, 76, 80, 83, 88
cetonas, 212
cevada, como alimento importante para reduzir a dominância estrogênica, 45, 47-48*t*
chás
   cafeína e, 57
   como parte do plano de dieta *(Ver* plano mensal de dieta)
chás de ervas, como parte do plano de dieta. *Ver* chás

Cheeseburguer vegetariano aberto, 153-54
choros por qualquer motivo, equilíbrio hormonal e, 32
chucrute. *Ver* repolho
ciclohexano, 212
clareza mental, 32
Clínica Mayo, 100
CME. *Ver* educação continuada
coagulação sanguínea, combinação de cálcio e magnésio e, 108
colas, 212
combustíveis, xenoestrogênio e, 33
comer. *Ver* alimentos
comer fora, 116
compensado, 212
compras
    fontes de pesquisa para, 214-16
    manutenção do controle do peso e, 115
remédios para emagrecer, necessidade de, 22
comprimidos, progesterona bioidêntica e, 100. *Ver também* progesterona
concentração, equilíbrio hormonal e, 33
constipação, água e, 55
contracepção, 33, 36, 212. *Ver* pílulas anticoncepcionais
controle do peso
    ciclo do ganho e, 26*f*
    dominância estrogênica e, 22, 25-26, 31, 34
    equilíbrio hormonal e, 32
    estresse e, 117-24
    manutenção do, 115-17
    quitosana e, 110-11
    vitaminas do complexo B e, 106-7
cortisol, 126
cosméticos, 212, 216-17
couve-de-bruxelas
    Beterraba e couve-de-bruxelas, 168
    como alimento importante para reduzir a dominância estrogênica, 44, 47-48*t*
    como parte do plano de dieta, 63, 69, 76, 90
    Couve-de-bruxelas ao estilo indiano, 176
Couve-de-bruxelas ao estilo indiano, 176
couve-crespa
    como alimento importante para reduzir a dominância estrogênica, 44, 47-48*t*
    como parte do plano de dieta, 68, 75, 83, 86, 87, 89
    Couve-crespa e chucrute, 177
    Couve-crespa e feijão picantes, 160
    Couve-flor e couve–crespa com curry e limão, 178
Couve–crespa e chucrute, 177
Couve–crespa e feijão picantes, 160
couve-flor
    Bolo de caranguejo com couve-flor, 140

Brócolis e couve-flor com molho
  de lima-da-pérsia, 170
  como alimento importante
    para reduzir a dominância
    estrogênica, 44, 47-48*t*
  como parte do plano de dieta, 60,
    61, 64, 66, 80, 82, 87
  Couve-flor e couve–crespa com
    curry e limão, 178
  Purê de couve-flor, 180
  Sopa de couve-flor e bacon de
    peru, 139
Couve-flor e couve-crespa com curry e
  limão, 178
couve-manteiga
  como alimento importante
    para reduzir a dominância
    estrogênica, 44, 47-48*t*
couve-nabo
  como alimento importante
    para reduzir a dominância
    estrogênica, 47-48*t*
  como parte do plano de dieta,
    463, 71, 85
  Couve-nabo assada, 167
  Couve-nabo e noz-moscada, 182
Couve-nabo assada, 167
Couve-nabo e noz-moscada, 182
Cowan, Linda, 97
cozinhar
  proteínas e, 50*t*
  vegetais crucíferos e, 47-48*t*
creme, progesterona bioidêntica
  e, 100-1, 102-4, 213. *Ver também*
  progesterona

crescimento celular
  estrogênio e, 23-24, 38
  progesterona bioidêntica e, 95-96
  progesterona e, 24
crustáceos, quitosana e, 110-11
cuscuz
  como alimento importante
    para reduzir a dominância
    estrogênica, 45, 47-48*t*
  como parte do plano de dieta, 64,
    74, 85
  Cuscuz crucífero, 171
Cuscuz crucífero, 171

dança, 126
desidroepiandrosterona, 109-10, 117
depressão
  progesterona bioidêntica e, 100
  equilíbrio hormonal e, 32
  vitamina E e, 107-8
  dominância estrogênica e, 22, 32,
    34
desejos por comida
  combinação de cálcio e magnésio
    e, 108-9
  funcionamento da tireoide e,
    26-27
DHEA. *Ver* desidroepiandrosterona
diagnóstico, de dominância
  estrogênica, 36-38
diário de dieta. *Ver* registro de
  progresso
diarreia, água e, 55
dificuldade de pensamento. *Ver*

clareza mental
dificuldade para urinar, equilíbrio
    hormonal e, 32
digestão, água e, 54
diindolilmetano, 106
dinheiro. *Ver* finanças
disfunção erétil, equilíbrio hormonal
    e, 33
disposição, equilíbrio hormonal e, 32
diurético, progesterona como, 24
D-limoneno, 45
doença cardiovascular
    ácidos graxos ômega-3 e, 49
    azeite de oliva e, 54
    fatores de risco para, 38
    progesterona bioidêntica e, 98
doença fibrocística
    dominância estrogênica e, 34
    equilíbrio hormonal e, 33
    estrogênio e, 38
    progesterona e, 24
dominância estrogênica
    alimentação e *(Ver* alimentos)
    autoavaliação para, 30-36
    ciclo de, 26f
    desequilíbrio hormonal e, 21-23
    diagnóstico incorreto de, 36-38
    exemplo de, 29
    explicação sobre, 24
    funcionamento da tireoide e,
        26-27
    riscos para a saúde a longo prazo,
        38-39
    sintomas de, 32
dominância estrogênica e, 35

dores de cabeça
    dominância estrogênica e, 32
    equilíbrio hormonal e, 32
    vitamina E e, 107-8

E2. *Ver* estradiol
E3. *Ver* estriol
educação médica continuada,
    marketing e, 94-95
El. *Ver* estrona
Eleutherococcus senticosus, raiz de, 127
eliminação de resíduos, água e, 54
endometriose, 34, 38
Ensopado de lentilha, cenoura e nabo,
    151
envelhecimento prematuro, equilíbrio
    hormonal e, 33
enxaqueca, dominância estrogênica
    e, 32
epóxi, garrafas de água e, 218
equilíbrio hormonal
    alimentação e *(Ver* alimentos)
    ciclo de, 26f
    desidroepiandrosterona e, 109-100
    dominância estrogênica e *(Ver*
        estrogênio)
    estresse e, 117-24
    menopausa e, 21
ervas
    como parte do plano de dieta *(Ver
        receitas específicas)*
    Couve-nabo e noz-moscada, 182
    Peito de frango assado com
        alecrim, 158

Peixe assado com manjericão, 137
Peixe assado na panela com salsa e bacon, 156
Salmão grelhado com endro e limão, 148
ervilha
   como alimento importante para reduzir a dominância estrogênica, 45
   como fonte de cálcio, 53*t*
Escola de Farmácia da Universidade de Auburn, 16
Escola de Medicina da Universidade de Columbia, 16
Escola de Medicina da Universidade do Estado de Louisiana, 16
espermicidas, 212
espinafre
   Arroz integral com espinafre e queijo feta, 185
   como alimento importante para reduzir a dominância estrogênica, 44, 47-48*t*
   como parte do plano de dieta, 60, 61, 64, 72, 74, 77, 79, 81, 82, 83, 86
   Espinafre saboroso e salada de salmão, 159
   Mexido de bacon de peru e salada de espinafre, 161
   Peru, maçã e pão árabe com espinafre, 164
   Salada de espinafre com beterraba e ricota, 203
Espinafre saboroso e salada de salmão, 159
estearato vegetal, 127
Estee Lauder, 217
ésteres, 212
esteroides. *Ver em* funcionamento das suprarrenais
estradiol, 44, 133
estresse
   controle do peso e, 117-24
   inventário do, 121*t*
estriol, 44, 133
Estrogen, Yes or No?, 98
estrogênio
   alimentação e *(Ver* alimentos)
   ambiental, 27, 33-34, 211-12
   diindolilmetano e, 106
   dominância de *(Ver* dominância estrogênica)
   equilíbrio hormonal e, 128
   fitoestrogênios e, 34, 57-58
   hormônio da tireoide e, 95-96
   impacto das fibras insolúveis no (Ver fibras insolúveis)
   impacto das frutas cítricas no *(Ver* frutas cítricas)
   impacto dos lignanos no *(Ver* lignanos)
   impacto dos vegetais crucíferos no *(Ver* vegetais crucíferos)
   ligadores de, 45
   marketing do, 21
   pílulas anticoncepcionais e, 36
   produção de "bom" via alimentação, 44

progesterona e, 23-24 *(Ver também* progesterona)
reposição hormonal e *(Ver* reposição hormonal)
tipos de, 44
tumores *positivos para receptor de estrogênio* e, 38-39, 96
vitamina E e, 107-8
vitaminas do complexo B e, 106-7
xenoestrogênio e, 33-36
estrona, 44, 93, 133
etanol, 212
éter etílico, 212
éteres, 212
etilenoglicol, 212
exame de sangue capilar, 214
exame dos níveis de hormônios, fontes de pesquisa para, 213-14
exaustão, equilíbrio hormonal e, 32
exercícios físicos. *Ver* atividade física

fadiga
    dominância estrogênica e, 32
    equilíbrio hormonal e, 32
    vitamina E e, 107-8
farelo de aveia
    como alimento importante para reduzir a dominância estrogênica, 45
farelo de trigo
    como alimento importante para reduzir a dominância estrogênica, 45, 47-48*t*

como parte do plano de dieta, 62, 67, 76, 80, 83, 88
farinha de aveia, como alimento importante para reduzir a dominância estrogênica, 45
farmácias, de manipulação. *Ver* farmácias de manipulação
farmácias de manipulação
    necessidade de, 132-34
    progesterona bioidêntica e, 102-103
fast food, 116
FDA. *Ver* Food and Drug Administration
feijão. *Ver também variedades específicas*
    como alimento importante para reduzir a dominância estrogênica, 45
    como fonte de proteínas, 50, 50*t*
    como fonte de cálcio, 53*t*
    como parte do plano de dieta, 63, 68, 75, 79, 83, 89
    Couve–crespa e feijão picantes, 160
    Feijão assado do bom, 169
    Feijões-pretos fritos, 138
    Ninho de feijão e vegetais verdes, 152
Feijão assado do bom, 169
feijão de lima, como fonte de proteínas, 50*t*
feijão-fradinho
    como fonte de cálcio, 53*t*
    como fonte de proteínas, 50*t*
feijão garbanzo. *Ver* grão-de-bico

feijão-preto
    como fonte de proteínas, 50*t*
    como parte do plano de dieta, 70, 78
    Feijões-pretos fritos, 138
Feijões-pretos fritos, 138
Femhrt, 36, 93
fertilização, progesterona e, 24
fibras
    álcool e, 58
    insolúveis (*Ver* fibras insolúveis)
    solúveis (*Ver* fibras solúveis)
fibras solúveis, 45
fibras insolúveis
    como alimento importante para reduzir a dominância estrogênica, 43
    visão geral, 45, 47-48*t*, 55
filhos, estresse e, 118
filtros
    de água, 211
    de ar, 212
finanças
    estresse e, 118
fitoestrogênios, 34, 57-58
alface-romana, como fonte de cálcio, 53*t*
folha de urtiga, 127
mostrada, como alimento importante para reduzir a dominância estrogênica, 44, 47-48*t*
fome, funcionamento da tireoide e, 26-27
Food and Drug Administration, 37
força, equilíbrio hormonal e, 32

Fritada favorita de queijo feta, 143-44
frango
    como parte do plano de dieta, 63, 65, 67, 69, 70, 76, 79, 83, 84, 88, 90
    Peito de frango assado com alecrim, 158
    Salada de frango favorita, 194
    Salada fria de frango e arroz, 190
    Wrap de alface, frango e aspargos, 141
    xenoestrogênio e, 49
From Hormone Hell to Hormone Well, 36, 103, 219
frutas
    álcool e, 58
    Banana na casca, 186
    Cítricas (*Ver* frutas cítricas)
    como parte do plano de dieta, 45
    Parfait de iogurte e frutas, 204
    Visão geral, 53-54, 55
    Vitamina de frutas e semente de linhaça, 195
frutas cítricas. *Ver também frutas específicas*
    como alimento importante para reduzir a dominância estrogênica, 43
    Peixe grelhado com marinado de cítricos, 147
    visão geral, 45, 47-48*t*, 55
frutas vermelhas
    como alimento importante para reduzir a dominância estrogênica, 45, 53-54

como parte do plano de dieta, 62, 67, 70, 75, 76, 78, 79, 80, 83,
fruto da esquizandra (magnólia-chinesa), como auxílio às suprarrenais, 127
frutos do mar
    Bolo de caranguejo com couve-flor, 140
    quitosana e, 110-11
frutos secos, como fonte de proteínas, 50
ftalatos, 217
funcionamento da tireoide
    dominância estrogênica e, 26-27
    estrogênio e, 95-96
    fitoestrogênios e, 58
    vegetais crucíferos e, 47-48*t*
funcionamento das suprarrenais
    ajuda a, 127-28
    esteroides e, 25
    estresse e, 118
    progesterona e, 27
    reposição com hormônios bioidênticos e, 92
funcionamento do fígado, álcool e, 57, 58
funcionamento do útero, estrogênio/progesterona e, 23-24
funcionamento dos rins, água e, 55
fungicidas, 33

garrafas, 217-18
gases emitidos por carros, xenoestrogênio e, 33
geis vaginais, 212

geleias, como parte do plano de dieta, 59, 61, 86, 89
gengibre
    como parte do plano de dieta, 63, 75, 78, 84
    Molho de gengibre e lima-da-pérsia, 196
    Salmão com laranja e gengibre, 155
glicóis, 212
goitrogênios, 47-48*t*
gordura
    abdominal *(Ver* pneuzinho)
    água e, 55
    carnes e, 49-50
    controle do peso e *(Ver* controle do peso)
    desidroepiandrosterona e, 109-10
    distribuição de, 25
    dominância estrogênica e, 25
    equilíbrio hormonal e, 27
    óleos como *(Ver* óleos)
    saturada, 50, 56
gordura abdominal. *Ver* pneuzinho
gordura saturada, 50, 56
gotas sublinguais, progesterona bioidêntica e, 100. *Ver também* progesterona
grão-de-bico
    como fonte de proteínas, 50*t*
    como parte do plano de dieta, 72, 77
    Grão-de-bico com alho e macarrão, 146
grãos, 47-48*t*. *Ver também* grãos integrais

grãos integrais
 álcool e, 58
 como alimento importante
  para reduzir a dominância
  estrogênica, 45, 47-48t
 como parte do plano de dieta, 59,
  61, 62, 65, 67, 68, 69, 71, 73, 76,
  77, 78, 79, 81, 82, 83, 86, 88, 89,
  90
 fontes de pesquisa para, 215-16
gravidez, estrogênio/progesterona e,
 23-24

hambúrguer vegetariano
 Cheeseburguer vegetariano
  aberto, 153-54
 como fonte de proteínas, 50t
 como parte do plano de dieta, 63,
  69, 84, 90
 receita de, 165
Healthwatch, da Virgínia Hopkin, 220
herbicidas, 33
hidrocarbonetos alifáticos, 212
hidrocarbonetos aromáticos, 212
hidrocarbonetos cíclicos, 212
hidrocarbonetos halogenados, 212
hipotálamo, reposição hormonal
 bioidêntica e, 92
hipotireoidismo relativo, 26
hipotireoidismo, 26
histerectomia, prevalência de, 31
homens
 cálcio e, 51
 dominância estrogênica e, 27, 31
 sintomas de desequilíbrio
  hormonal em, 32-33
 suplementos para *(Ver*
  suplementos)
Hopkins, Virginia, 103-4
hormonewell.com, 215, 220
hormônios de crescimento, carnes e,
 49
Hoy, Claire, 39
humor
 antidepressivos e, 37
 dominância estrogênica e, 34
 equilíbrio hormonal e, 32
 progesterona bioidêntica e, 99
 reposição hormonal e, 36

I3C. *Ver* indol-3-carbinol
IACP. *Ver* International Academy
 of Compounding Pharmacists
 [Academia Internacional de
 Farmacêuticos de Manipulação]
Image Power Green Brands Survey,
 217
inchaço
 antidepressivos e, 37
 progesterona e, 24
 água e, 54
 dominância estrogênica e, 31, 34
incontinência, equilíbrio hormonal e,
 33
indol-3-carbinol, 44, 106
indústria farmacêutica
 marketing da reposição hormonal
  e, 21, 94-95

Prozac e, 37
reposição hormonal e, 36
somatotropina bovina recombinante e, 52
infertilidade, dominância estrogênica e, 34
inhame selvagem
   como reposição com hormônios bioidênticos, 92, 102
   na ajuda às suprarrenais, 127
inibidores seletivos da recaptação de serotonina, 37
insônia. *Ver* padrões de sono
International Cancer Journal, 94
International Society for Preventive Oncology, 94
International Union Against Cancer, 94
ioga, 126
iogurte
   como fonte de cálcio, 53*t*
   como parte do plano de dieta, 60, 63, 66, 69, 70, 71, 72, 75, 77, 78, 79, 84, 87, 90
   lignanos e, 46
   Molho de pepino e iogurte, 193
   óleo de semente de linhaça e, 54
   Parfait de iogurte e frutas, 204
irritação, equilíbrio hormonal e, 32

James, Genie, 11-14, 217
jantar. *Ver* plano mensal de dieta
Johns Hopkins, 97
Journal of Cell Metabolism, 49

Journal of Women's Health, 100
lanches
   Banana na casca, 186
   manutenção do controle do peso e, 116
   Parfait de iogurte e frutas, 204
   Torrada de queijo simples, 202
   Vitamina de frutas e semente de linhaça, 195
laranja
   como alimento importante para reduzir a dominância estrogênica, 45, 47-48*t*
   como fonte de cálcio, 53*t*
   como parte do plano de dieta, 61, 64, 67, 69, 72, 73, 74, 75, 77, 79, 80, 82, 88, 90
   Salada de beterraba e laranja, 187
   Salada de cenoura e laranja, 189
   Salmão com laranja e gengibre, 155
laticínios. *Ver também produtos específicos*
   como fonte de cálcio, 53*t*
   hormônios em, 51-52
   xenoestrogênio e, 35
lavagem a seco, xenoestrogênio e, 33
Lee, John R., 103-4
legumes, como fonte de proteínas, 50
leite, como parte do plano de dieta, 62, 67, 70, 76, 80, 83, 88. *Ver também* laticínios
leitura, fontes de pesquisa, 219-21
lentilha
   como alimento importante

para reduzir a dominância
estrogênica, 45
como fonte de proteínas, 50t
como parte do plano de dieta, 62
Ensopado de lentilha, cenoura e
nabo, 151
letargia, dominância estrogênica e, 31
Lewis, Tene T., 117
libido
dominância estrogênica e, 32
desequilíbrio hormonal e, 32-33
progesterona e, 24
Life Extension, 215
lignanos
como alimento importante
para reduzir a dominância
estrogênica, 43
estrogênio e, 57
visão geral de, 46, 47-48t, 55
lima-da-pérsia
água e, 54
Brócolis e couve-flor com molho
de lima-da-pérsia, 170
como alimento importante
para reduzir a dominância
estrogênica, 45, 47-78t
como parte do plano de dieta, 63,
78, 80, 84
Molho de gengibre e lima-da-
pérsia, 196
limão
com água, 54-55
como alimento importante
para reduzir a dominância
estrogênica, 45, 46, 47-48t

como parte do plano de dieta, 59-
60, 61, 62, 63, 64, 65, 66, 67, 68,
69, 70, 71, 72, 73, 74, 75, 76, 77,
78, 79, 80, 81, 82, 83, 84, 85, 86,
87, 88, 89, 90
Couve-flor e couve–crespa com
curry e limão, 178
Peixe quente com limão, 149
Salmão grelhado com endro e
limão, 148
lixo industrial, xenoestrogênio e, 33
L'Oreal, 217

maçã
como alimento importante
para reduzir a dominância
estrogênica, 45, 54
como parte do plano de dieta, 61,
63, 65, 66, 69, 73, 74, 76, 78, 81,
82, 83, 84, 87, 90
Peru, maçã e pão árabe com
espinafre, 164
Salada de repolho e maçã, 188
magnésio, 108-9, 127
mal de Alzheimer, reposição com
hormônios sintéticos e, 94
manteiga, evitar, 54
margarina
como parte do plano de dieta, 61,
69, 80, 82, 86, 89, 90
evitar, 54
Marinado de brócolis, pepino e salada
de tomate, 179
Marinado de pepino, rabanete e
salada de cebola, 199

Marketing Week, 217
marketing, reposição hormonal e, 21, 94-95
massas
   como alimento importante para reduzir a dominância estrogênica, 47-48*t*
   como parte do plano de dieta, 68, 72, 77, 89
   Grão-de-bico com alho e macarrão, 146
medicina Ayuvérdica, água e, 55
médicos
   conhecimento sobre a dominância estrogênica e, 37-38
   marketing da reposição hormonal e, 94-95
   necessidade de, 131-32
meditação, estresse e, 123-24
mel, como parte do plano de dieta, 66, 72, 78, 87
memória
   dominância estrogênica e, 32
   equilíbrio hormonal e, 32
   progesterona bioidêntica e, 99-100
Menest, 36, 93
menopausa
   desequilíbrio hormonal e, 21
   dominância estrogênica e, 30-31
   homens e (*Ver* andropausa)
   progesterona bioidêntica e, 101
   reposição hormonal e, 36
menstruação
   anovulação e, 34
   combinação de cálcio e magnésio e, 108-9
   dominância estrogênica e, 34
   equilíbrio hormonal e, 33
   estrogênio e, 23
   progesterona bioidêntica e, 99, 101
metabolismo
   água e, 55
   desidroepiandrosterona e, 109-10
   diindolilmetano e, 106
   dominância estrogênica e, 25
   manutenção do controle do peso e, 115
   progesterona e, 95-96
metanol, 212
metil etil cetona, 212
Mexido de bacon de peru e salada de espinafre, 161
Micro-ondas, 211
Missouri University, 218
moléculas de hormônios derivadas de plantas, 16
Molho de gengibre e lima-da-pérsia, 196
Molho de pepino e iogurte, 193
molhos, salada. *Ver em* saladas
morango, como alimento importante para reduzir a dominância estrogênica, 45, 53-54
mulheres
   cálcio e, 51
   suplementos para (*Ver* suplementos)
   sintomas de desequilíbrio hormonal e, 32-33
   dominância estrogênica e, 30-31
nabo

Índice remissivo 251

como alimento importante
  para reduzir a dominância
  estrogênica, 44, 47-48t
como parte do plano de dieta, 62
Ensopado de lentilha, cenoura e
  nabo, 151
natação, 126
National Institutes of Health, 93
Natural Hormone Balance for Women, 96
Natural Hormone Institute of
  America, 18
nervosismo
  equilíbrio hormonal e, 32
  vitamina E e, 107-8
n-hexano, 212
NIH. *Ver* National Institutes of Health
Ninho de feijão e vegetais verdes, 152
nitrato de etila, 212
nitro-hidrocarbonetos, 212
Noteloviz, Morris, 98
nozes-pecã, como fonte de proteínas, 50t
nozes, como fonte de proteínas, 50t

O Meu [boletim por e-mail], 220
óleo de amendoim, evitar, 54
óleo de canola, combinação de cálcio e magnésio e, 108-9
óleo de cártamo, evitar, 54
óleo de milho, evitar, 54
óleo de semente de girassol, evitar, 54
óleos, 54, 55, 108-9. *Ver também*
  semente de linhaça; óleo de

semente de gergelim
Omelete de aspargos, 136
OPI, 217
Ortho-Est, 36, 93
osteoporose
  cálcio e, 51
  equilíbrio hormonal e, 33
  progesterona bioidêntica e, 98-99
ovo
  como fonte de proteínas, 50t
  como parte do plano de dieta, 59, 61, 63, 64, 65, 70, 72, 73, 77, 79, 81, 82, 83, 85, 86, 88
  Omelete de aspargos, 136
  regra do 80-20, 129-34
ovo, como parte do plano de dieta, 67, 80

P53, 97
pão
  como alimento importante
    para reduzir a dominância
    estrogênica, 45
  como parte do plano de dieta, 59, 61, 62, 65, 68, 69, 71, 73, 77, 81, 82, 83, 86, 89, 90
padrões de sono
  estresse e, 125-26
  progesterona bioidêntica e, 100
  progesterona e, 24
  reposição hormonal e, 36
  vitamina E e, 107-8
patentes, terapia de reposição com hormônios bioidênticos e, 37-38

PCCA. *Ver* Professional Compounding Centers for America *[Centros Profissionais de Manipulação dos Estados Unidos]*
Peito de frango assado com alecrim, 158
peixe
    como alimento importante
        para reduzir a dominância estrogênica, 49
    como fonte de proteínas, 50t
    como parte do plano de dieta, 60, 61, 65, 66, 68, 74, 76, 80, 82, 86, 87, 88, 89
    Peixe ao estilo de Nova Orleans, 145
    Peixe assado com manjericão, 137
    Peixe assado na panela com salsa e bacon, 156
    Peixe grelhado com marinado de cítricos, 147
    Peixe quente com limão, 149
    Salada de atum incomum, 200
    Salmão com laranja e gengibre, 155
    Salmão grelhado com endro e limão, 148
    Sanduíche de atum, 162
Peixe ao estilo de Nova Orleans, 145
Peixe assado com manjericão, 137
Peixe assado na panela com salsa e bacon, 156
Peixe grelhado com marinado de cítricos, 147
Peixe quente com limão, 149
pepino
    como alimento importante
        para reduzir a dominância estrogênica, 45, 47-48t
    como parte do plano de dieta, 62, 68, 71, 72, 77, 78, 80, 89
    Marinado de brócolis, pepino e salada de tomate, 179
    Marinado de pepino, rabanete e salada de cebola, 199
    Molho de pepino e iogurte, 193
peptídeo YY, 49
pera
    como alimento importante
        para reduzir a dominância estrogênica, 45, 54
    como parte do plano de dieta, 61, 65, 69, 73, 76, 81, 83
Parfait de iogurte e frutas, 204
perfumes, 212
peru
    Caçarola colorida de peru, 142
    como parte do plano de dieta, 62, 64, 66, 67, 71, 72, 73, 74, 76, 78, 79, 81, 83, 85, 86, 87, 89
    Mexido de bacon de peru e salada de espinafre, 161
    Peixe assado na panela com salsa e bacon, 156
    Peru, maçã e pão árabe com espinafre, 164
    Repolho rápido recheado com peru, 157
    Sopa de couve-flor e bacon de peru, 139

Wrap de aspargos e peru, 163
xenoestrogênio e, 49-50
Peru, maçã e pão árabe com espinafre, 164
pêssego, como alimento importante para reduzir a dominância estrogênica, 54
pesticidas, 33, 35, 212
petroquímicos, xenoestrogênio e, 35
Picadinho verde e amarelo, 174
pílulas anticoncepcionais
    como reposição hormonal, 36
    como toxina, 33
    evitar o uso de, 212
    xenoestrogênios e, 36
plano de dieta, 59-90
plano mensal de dieta, 59-90
plantas, fitoestrogênios e, 34
plásticos
    garrafas de água e, 217-18
    xenoestrogênio e, 33, 35, 211
PMS. *Ver* síndrome pré-menstrual
pneuzinho (gordura abdominal)
    benzeno, 212
    dominância estrogênica e *(Ver* dominância estrogênica)
    equilíbrio hormonal e, 33
pratos com vegetais
    Arroz integral com espinafre e queijo feta, 185
    Aspargos arrumadinhos, 172
    Aspargos grelhados com sementes de gergelim, 175
    Beterraba assada, 181
    Beterraba e couve-de-bruxelas, 168
    Beterraba em conserva fácil, 173
    Brócolis e couve-flor com molho de lima-da-pérsia, 170
    Brócolis ou aspargos na frigideira com sementes de gergelim, 184
    Couve-de-bruxelas ao estilo indiano, 176
    Couve-crespa e chucrute, 177
    Couve-nabo assada, 167
    Couve-flor e couve-crespa com curry e limão, 178
    Couve-nabo e noz-moscada, 182
    Cuscuz crucífero, 171
    Feijão assado do bom, 169
    Marinado de brócolis, pepino e salada de tomate, 179
    Picadinho verde e amarelo, 174
    Purê de couve-flor, 180
    Repolho, 166
    Vegetais simples com alho, 183
pratos principais
    Bolo de caranguejo com couve-flor, 140
    Caçarola colorida de peru, 142
    Cheeseburguer vegetariano aberto, 153-54
    Couve-crespa e feijão picantes, 160
    Ensopado de lentilha, cenoura e nabo, 151
    Espinafre saboroso e salada de salmão, 159
    Feijões-pretos fritos, 138
    Fritada favorita de queijo feta, 143-44

Grão-de-bico com alho e macarrão, 146
Hambúrguer vegetariano, 165
Mexido de bacon de peru e salada de espinafre, 161
Ninho de feijão e vegetais verdes, 152
Omelete de aspargos, 136
Peito de frango assado com alecrim, 158
Peixe ao estilo de Nova Orleans, 145
Peixe assado com manjericão, 137
Peixe assado na panela com salsa e bacon, 156
Peixe grelhado com marinado de cítricos, 147
Peixe quente com limão, 149-50
Peru, maçã e pão árabe com espinafre, 164
Repolho rápido recheado com peru, 157
Salmão com laranja e gengibre, 155
Salmão grelhado com endro e limão, 148
Sanduíche de atum, 162
Sopa de couve-flor e bacon de peru, 139
Wrap de alface, frango e aspargos, 141
Wrap de aspargos e peru, 163
preguiça, dominância estrogênica e, 31
Premarin, 36, 93
Prempro, 36, 93
preservativos, 212
Proctor & Gamble, 217
problemas de próstata
  câncer e, 24
  equilíbrio hormonal e, 32
produtos orgânicos para limpeza, 216
produtos de limpeza, 216
produtos químicos, xenoestrogênio e, 33
progesterona
  aumentar o nível de, 91-92
  benefícios para a saúde da, bioidêntica, 95-101
  bioidêntica, formas de, 100-1
  diretrizes para uso de, 101-4
  dominância estrogênica e, 24
  envelhecimento e, 31-32
  estrogênio e, 23-24 (*Ver também* estrogênio)
  homens e, 27
  manutenção do controle do peso e, 115
  marketing da, 94-95
  perigos da reposição sintética, 92-94
  pílulas anticoncepcionais e, 36
  reposição hormonal bioidêntica de, 95-96
  sintética, 33
progestina, 33
proteínas completas, 50
proteínas, 49-50, 50*t*, 55
Prozac, 37
puberdade, estrogênio e, 23

pular corda, 126
Purê de couve-flor, 180
purificadores de ar, 212
PYY. *Ver* peptídeo YY

qualidade de vida, progesterona bioidêntica e, 100
queijo. *Ver também* laticínios
    como parte do plano de dieta, 62, 66, 67, 75, 79, 80, 81, 86, 87
    feta *(Ver* queijo feta)
    Torrada de queijo simples, 202
queijo feta
    Fritada favorita de queijo feta, 143-44
    como parte do plano de dieta, 75, 86
    Arroz integral com espinafre e queijo feta, 185
quitosana, 110-11
rabanete
    como alimento importante para reduzir a dominância estrogênica, 44
    como parte do plano de dieta, 72, 78, 80
    Marinado de pepino, rabanete e salada de cebola, 199
raiz de alcaçuz, 127
Randolph, C. W., 29
RBA. *Ver* afinidade relativa de ligação
rBST. *Ver* somatotropina bovina recombinante
refrigerantes, 57

registro de progresso
    amostra de, 205-8
    diário alimentar e, 208-10
    manutenção do controle do peso e, 116
regulamentação, progesterona bioidêntica e, 101-2
Reiss, Uzzi, 96
relacionamentos, estresse e, 118-19
repolho
    como alimento importante para reduzir a dominância estrogênica, 44, 47-48*t*
    como parte do plano de dieta, 63, 67, 69, 70, 74, 75, 76, 82, 84, 86, 90
    Couve-crespa e chucrute, 177
    Repolho, 166
    Repolho rápido recheado com peru, 157
    Salada cremosa de repolho, 192
    Salada de chucrute, 201
    Salada de repolho e maçã, 188
Repolho, 166
repolho chinês, como alimento importante para reduzir a dominância estrogênica, 47-48*t*
Repolho rápido recheado com peru, 157
reposição com hormônios sintéticos, 91-92, 212. *Ver também* reposição hormonal
reposição hormonal
    atenção recente em relação a, 91
    bioidêntica *(Ver* terapia de reposição com hormônios bioidênticos)

marketing da, 21, 94-95
menopausa e, 36
natural (*Ver* terapia de reposição com hormônios naturais)
perigos da reposição com hormônios sintéticos, 92-94
sintética (*Ver* reposição com hormônios sintéticos)
xenoestrogênio e, 36
reposição hormonal farmacêutica, 91-92. *Ver também* reposição hormonal
respiração, estresse e, 122-23
retenção de líquidos, equilíbrio hormonal e, 33
Revlon, 217
ricota. *Ver também* laticínios
    como parte do plano de dieta, 60, 65, 73, 83, 86
    Salada de espinafre com beterraba e ricota, 203
rótulos
    alimentos, 47-48*t*
    leitura dos, 212
rúcula, como alimento importante para reduzir a dominância estrogênica, 47-48*t*
Rush University Medical Center, 117

safecosmetics.org, 217
Salada cremosa de repolho, 192
Salada de atum incomum, 200
Salada de beterraba e laranja, 187
Salada de beterraba ralada, 198
Salada de cenoura e laranja, 189

Salada de chucrute, 201
Salada de espinafre com beterraba e ricota, 203
Salada de frango favorita, 194
Salada de repolho e maçã, 188
Salada de toranja e abacate, 197
saladas
    como parte do plano de dieta, 63, 64, 67, 69, 70, 72, 77, 79, 81, 82, 88
    Espinafre saboroso e salada de salmão, 159
    Marinado de pepino, rabanete e salada de cebola, 199
    Mexido de bacon de peru e salada de espinafre, 161
    Molho de gengibre e lima-da-pérsia, 196
    Molho de pepino e iogurte, 193
    Salada cremosa de repolho, 192
    Salada de atum incomum, 200
    Salada de beterraba e laranja, 187
    Salada de beterraba ralada, 198
    Salada de cenoura e laranja, 189
    Salada de chucrute, 201
    Salada de espinafre com beterraba e ricota, 203
    Salada de frango favorita, 194
    Salada de repolho e maçã, 188
    Salada de toranja e abacate, 197
    Salada fria de frango e arroz, 190
    Salsa da celebração, 191
saliva, exame de, 213-14
salmão
    álcool e, 58

como alimento importante
para reduzir a dominância
estrogênica, 49
como fonte de cálcio, 53*t*
como parte do plano de dieta, 61,
63, 69, 71, 74, 77, 81, 82, 84, 90
Espinafre saboroso e salada de
salmão, 159
Salmão com laranja e gengibre, 155
Salmão grelhado com endro e limão,
148
Salsa da celebração, 191
salsa, como alimento importante para
reduzir a dominância estrogênica,
47-48*t*
salsichas, como parte do plano de
dieta, 76
Sanduíche de atum, 162
saúde dos ossos, progesterona e, 24
saúde, efeitos do equilíbrio hormonal
na, 17-18
secura vaginal, equilíbrio hormonal
e, 33
seios doloridos e sensíveis
dominância estrogênica e, 32
equilíbrio hormonal e, 33
vitamina E e, 107-8
selvagem, inhame. *Ver* inhame
selvagem
semente de abóbora
como alimento importante
para reduzir a dominância
estrogênica, 47-48*t*
como parte do plano de dieta, 62,
66, 68, 72, 83, 87, 89

semente de gergelim
Aspargos grelhados com
sementes de gergelim, 175
Brócolis ou aspargos na frigideira
com sementes de gergelim, 184
como alimento importante
para reduzir a dominância
estrogênica, 46, 47-48*t*
como parte do plano de dieta, 61,
64, 66, 68, 71, 78, 82
semente de linhaça
combinação de cálcio e magnésio
e, 108-9
como alimento importante
para reduzir a dominância
estrogênica, 47-48*t*
Como óleo saudável, 54
como parte do plano de dieta, 60,
62, 63, 65, 66, 67, 69, 70, 72, 73,
74, 75, 76, 78, 79, 80, 83, 86, 87,
88, 90
Vitamina de frutas e semente de
linhaça, 195
sementes, como alimento importante
para reduzir a dominância
estrogênica, 45, 47-48*t*
sílica, 127
síndrome pré-menstrual
antidepressivos e, 37
cálcio e, 51
combinação de cálcio e magnésio
e, 108-9
dominância estrogênica e, 34
progesterona bioidêntica e, 99
vitamina E e, 107-8

Sleep Disorders Centers of Southeastern Lung Care [Centros de Distúrbios do Sono e Cuidados Pulmonares do Sudeste], 125-26
sobremesas. *Ver* lanches
sódio, suplementos e, 108
solventes, xenoestrogênio e, 35
somatotropina bovina recombinante, 52
Sopa de couve-flor e bacon de peru, 139
soja, produtos com
    como reposição com hormônios bioidênticos, 92
    fitoestrogênios e, 57-58
SSRIs. *Ver* inibidores seletivos da recaptação de serotonina
sucos
    como opção para o consumo de frutas, 47-48*t*
    como parte do plano de dieta, 64, 69, 79, 85, 90
suores noturnos
equilíbrio hormonal e, 32, 33
reposição hormonal e, 36
suplementos
    auxílio aos hormônios e, 17
    cálcio D-glucarato, 105-6
    cálcio, 53
    combinação de cálcio e magnésio, 108-9
    desidroepiandrosterona, 109-10
    diindolilmetano, 106
    fontes de pesquisas de marcas de 214-15

funcionamento das suprarrenais e, 127-28
quitosana, 110-11
vitamina E, 107-8
vitaminas do complexo B e, 106-7
supositórios, progesterona bioidêntica e, 100. *Ver também* progesterona

tahine, como alimento importante para reduzir a dominância estrogênica, 46
tangelos, como alimento importante para reduzir a dominância estrogênica, 45, 47-48*t*
tangerina
    como alimento importante para reduzir a dominância estrogênica, 45, 47-48*t*
    como parte do plano de dieta, 67, 74, 80, 82, 88
tangerina, como parte do plano de dieta, 65, 73, 86
tecido testicular, progesterona e, 27
tevê, manutenção do controle do peso e, 116
terapia de reposição com hormônios bioidênticos
    atenção recente a respeito de, 91-92
    como alternativa aos hormônios sintéticos, 92-94
    patentes e, 37-38
    progesterona e *(Ver* progesterona)
    regra do 80-20 da, 129-34

reposição hormonal e, 36
terapia de reposição com hormônios naturais, 17, 92-93. *Ver também* terapia de reposição com hormônios bioidênticos
testes, reposição com hormônios bioidênticos e, 92-93
testosterona
  como hormônio sexual, 23
  desidroepiandrosterona e, 109-10
  diindolilmetano e, 106
  equilíbrio hormonal e, 127-28
tetracloreto de carbono, 212
The Body Shop, 217
The Journal of the American Medical Association, 98
The Natural Progesterone Advisory Network, 220
The Truth About the Drug Companies, 95
thermospa.com, 217
tintas, 212
tomate
  como alimento importante para reduzir a dominância estrogênica, 45, 47-48t
  como parte do plano de dieta, 62, 64, 68, 76, 86, 89
  Marinado de brócolis, pepino e salada de tomate, 179
toranja (grapefruit)
  como alimento importante para reduzir a dominância estrogênica, 45, 47-48t
  como parte do plano de dieta, 59, 62, 64, 65, 68, 71, 75, 81, 86, 89

Salada de toranja e abacate, 197
Torrada de Queijo Simples, 202
tortilhas, como parte do plano de dieta, 78
toxinas
  dominância estrogênica e, 33-34
  equilíbrio hormonal e, 27
  redução de, 211-12
toxinas ambientais. *Ver* toxinas
transtornos digestivos, dominância estrogênica e, 32
TRHB. *Ver* terapia de reposição com hormônios bioidênticos
tricloroetileno, 212
tri-est, 133
trigo
  como alimento importante para reduzir a dominância estrogênica, 45, 47-48t
  como parte do plano de dieta, 60, 61, 62, 65, 68, 69, 71, 72, 73, 77, 78, 81, 82, 83, 86, 89, 90
trigo sarraceno, como alimento importante para reduzir a dominância estrogênica, 47-48t
trimetilglicina, 127
truta, 49

UMV. *Ver* unidades de mudança de vida
unidades de mudança de vida, estresse e, 120-22, 121t
Unilever, 217
Universidade Emory, 18

uva do monte [blueberry], como
    alimento importante para reduzir a
    dominância estrogênica, 45, 53

vegetais
    como alimento importante
        para reduzir a dominância
        estrogênica, 44, 47-48*t*
    como fonte de cálcio, 53*t*
    como parte do plano de dieta, 65,
        71, 79, 86
    crucíferos *(Ver* vegetais
        crucíferos)
    lavagem de, 211
    Ninho de feijão e vegetais verdes,
        152
    Vegetais simples com alho, 183
vegetais crucíferos
    como alimento importante
        para reduzir a dominância
        estrogênica, 43
    Cuscuz crucífero, 171
    visão geral, 44, 47-48*t*, 55

Vegetais simples com alho, 183
vidro, 218
visualização, estresse e, 124
vitamina C, 127
Vitamina de frutas e semente de
    linhaça, 195
vitamina E, 107-8
vitaminas do complexo B, 106-7, 127
vitaminas, 46, 54, 69, 74, 90, 195
vitaminas. *Ver nome da vitamina
    específica;* suplementos

Weil, Andrew, 16
*What Your Doctor May Not Tell You
    About Menopause,* 106
*Why Drinking Water Really Is the Key to
    Weight Loss,* 55
Women in Balance 220
Wrap de aspargos e peru, 163

xenoestrogênio, 33-36, 49-50, 216
xeno-hormonio 211

Este livro foi composto na tipologia Palatino Linotype,
em corpo 11,3 pt/15,9, e impresso em papel offwhite 80g/m²
no Sistema Cameron da Divisão Gráfica
da Distribuidora Record.